傳統民俗療法 6

神奇薰洗療法

安在峰・編著

品冠文化出版社

叢書總序

中國傳統醫學是千百年來歷代名醫智慧的結晶，是祛病健身、延年益壽取之不盡的大寶庫。對一些常見病，中國醫學積累了許多簡易有效的傳統療法。

本套「傳統民俗療法」叢書挖掘、整理、精編了散在於民間及各種醫書中的傳統療法，並用簡明的文字、清晰的圖解介紹給讀者，以便大家選用。

叢書包括《神奇刀療法》《神奇拍打療法》《神奇拔罐療法》《神奇艾灸療法》《神奇貼敷療法》《神奇薰洗療法》《神奇耳穴療法》《神奇指針療法》《神奇藥酒療法》《神奇藥茶療法》《神奇推拿療法》……等。

希望叢書能給您和您的親人解除病痛，給您的家庭帶來幸福。

【前　　言】

薰洗療法是中醫臨床外治諸法中獨特的一種療法。以其「實用性強、適應性廣、使用簡便、療效顯著、用藥價廉」的特點，倍受廣大群衆的重視和青睞。

作者以「普及醫療、方便患者」爲宗旨，本著「遍採古今、取其精華、務求實用」的原則，從「挖掘、整理、繼承、提升」的角度出發，力圖做到精、簡、效、廉。

所謂精，就是從大量的文獻資料中對傳統的方子進行比較分析，結合研究心得，從優中精取，盡量做到少而精。

所謂簡，就是本書所精選方子，在使用方法上簡易，在藥物組成上簡單。

所謂效，就是本書所選方子方方效果可靠，用之靈驗，療效顯著。

所謂廉，就是本書所選組成方子的藥物，均爲易得之藥，有的可以自己動手去採，不用花錢；有的藥物售價極低。

本書在寫法上力求做到通俗易懂，文字精簡，圖文並舉，理法兼備，極易推廣普及，非常適合廣大的群衆及醫療衛生人員閱讀，是家庭必備醫療衛生常識用書。

全書共分上下兩篇。上篇爲總論，主要介紹了薰洗療法的概況，療法的作用機理、適應範圍、操作方法和事項等。下篇爲各論，在各論裡主要對內科、外科、骨傷科、皮膚科、婦科、兒科、五官科的92種疾病，從概述、病機、診斷、治療四個方面作了詳細介紹。在治療裡，每法均按主治、配方、用法、功效、適應、療效等六項進行敘述。可謂一冊在手，問醫不愁。

由於作者學術水平有限，書中缺點錯誤在所難免，敬希廣大讀者批評指正。

編著者

目　錄

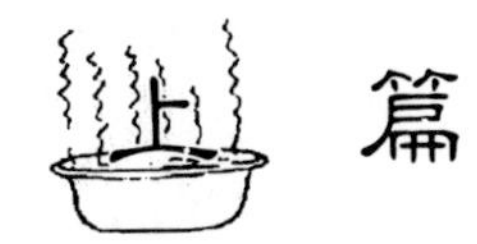

上篇 總論

第一節 薰洗療法概述

薰洗療法屬於中醫常用的外治方法之一，是中國醫藥學的重要組成部分。

它是以中醫學基本理論為指導，選適當的中草藥，用煮沸後產生的蒸氣進行薰蒸，然後再用溫熱藥液洗滌全身或局部患處，藉藥力和熱力直接作用於所薰洗部位，達到擴張局部血管、促進血液循環、溫通血脈、解毒殺菌、止癢、清潔傷口、消腫止痛，最後達到治病、防病、保健、美容的目的。

薰洗療法伴隨著中醫的發展，歷史悠久。

《五十二病方》是馬王堆出土的帛方，全書現存283方中，外治法涉及到147方，52個病種中有36種病采用外治法治療，其中就有薰洗療法。是中醫採用薰洗療法的最早史料。

《內經》中也有薰洗療法的記載。如《素問·至真要大論》載：「摩之浴之，薄之劫之；開之發之，適事為故。」再如《靈樞·癰疽》載「發於脇，名曰敗疵。……剉陵藺草根各一升以水一斗六升煮之，竭為取三升，則強飲，厚衣坐於釜上，令汗出至足已」。由此可見《內經》時代即有洗法也有薰法，並獨立使用。為後世薰洗療法的基礎。

東漢時期的張仲景開創了外感傷寒和內傷雜病辨證論治的先河，被後人尊為「醫聖」。在所著《金匱要略》中記載有「狼牙湯洗之」治陰瘡等。

晉代葛洪著有《肘後備急方》，是專為急症而設。全書分為8卷，對薰洗法也有介紹：如治霍亂轉筋，「取鹽一升半，水一斗，煮令熱灼灼爾，漬手足。在胸脇者，湯洗之」。再如「用赤小豆一斗，煮令極爛，取汁四、五升，溫漬膝以下」治療水腫。

唐代至明代期間，隨著方藥學的興盛發展，薰洗療法得到進一步發展。《千金要方》中介紹了以洗法治「卒寒發熱」，以薰法治療和預防「瘟疫」。《太平聖惠方》用藥洗法治「骨蒸」。《本草綱目》也記有大量的薰洗療法的藥方。

清代吳師機著有《理論駢文》，書中記載了大量的薰洗療法，涉及到內、外、婦、兒各科。

中華人民共和國成立後，薰洗這一傳統的外治法與整個中醫事業一樣，得到了迅速發展、充實、提高。特別是我國改革開放以來，薰洗療法在推廣、應用方面成就更為顯著。

在當今風靡世界的薰洗熱中，由於中藥薰洗法用藥價廉，操作方便，療效顯著，適用範圍廣，無痛苦、無副作用之特點，更易被人們接受。本書力圖對古代傳統的薰洗良方進行挖掘，對現代新方進行較全面的研究，使之更適合於現代人們的生活需要。

第二節 薰洗療法的作用機理

薰洗療法是在中醫學理論指導下，運用藥物煎煮後的蒸氣薰療，待溫後再用藥液淋洗，浸泡全身或局部患處。通過藥液的熱薰與熱洗作用，使之疏通經絡，調和氣血，解毒化瘀，扶正祛邪，平衡陰陽，促進機體功能的恢復，從而達到防病、治病、保健的目的。

一、局部作用機理

薰洗的局部作用，是指中藥對病灶局部發揮的治療和保健作用。中藥薰洗將藥物作用及藥液的熱力物理作用於局部組織，使局部組織內的藥物濃度及局部體溫高於其他部位，局部毛孔、竅穴張開，局部血管擴張，促進血液循環及藥物吸收於體內，從而起到消炎、退腫、止痛、化瘀、祛風、除濕的目的。

近年來的藥理研究表明：中藥局部薰洗能促進巨噬

細胞吞噬細菌、異物和壞死組織碎片，得到良好的抗感染作用；還有促進細胞增生分化與肉芽組織增長、改善創面血液循環、加快新陳代謝、加快傷口癒合的作用。

現代研究證明，有些中草藥中含有生物碱、甙戎類、氨基酸、維生素、植物激素等，對皮膚有良好的滋養保護作用，能增強皮膚的免疫力，可以保護表皮細胞和皮膚彈性，延緩皮膚衰老，適宜用於美容。

因此，中藥薰洗通過皮膚的吸收，還能達到疏通經絡、潔淨皮膚、滋潤皮膚、除皺增白、祛除褐斑的良好美容保健效果。所以，薰洗美容越來越受到人們的重視和喜愛。

二、整體作用機理

薰洗的整體作用是通過對某一部位施以薰洗，使皮膚、孔竅、腧穴吸收藥物受到刺激，以引起整體產生藥理效應及對全身產生調節作用。

局部薰洗引起整體藥理效應的具體途徑有皮膚吸收、經絡調節、臟腑輸布、血液循環、物理刺激、移毒殺菌作用等。

(一)皮膚吸收作用

皮膚覆蓋在身體表面，面積大，毛孔多，除可以保護體內組織和器官免受外界各種刺激外，尚有排泄和透皮吸收等作用。藥物薰洗局部皮膚，可通過局部的皮膚黏膜、汗腺、毛囊、角質層、細胞及其間隙等將藥物轉運而吸收入體。薰洗時濕熱的藥物能加強水合作用和皮膚的通透性，能加速皮膚對藥物的吸收，而引起整體藥理效應。

(二)經絡調節作用

人體是一個有機的統一整體，經絡遍佈全身，與體表皮膚、器官九竅、四肢百骸等緊密相連，通經絡可行氣血、濡筋脈、利關節、營陰陽。因此薰洗局部，通過藥物及熱氣對皮膚經絡的刺激作用，可調節經絡系統，而達到整體藥理效應，收到糾正臟腑機能紊亂，防治疾病的效果。

(三)臟腑輸布作用

體表與臟腑是表裡相屬、經脈相連的，當藥物薰洗局部皮膚時，藥物透過皮膚通過經脈而傳入臟腑，再通過臟腑的輸布作用，布散於全身,從而起到治病防病的作用。

(四)血液循環作用

通過薰洗，藥物通過皮膚黏膜吸收，角質層運轉（包括細胞內擴散、細胞間質擴散）和表皮深層運轉而被吸收，另外角質層經水合作用，使藥物通過一種或多種途徑進入血液循環。

(五)物理刺激作用

藥物薰洗，藥物的熱力可使皮膚溫度升高，皮膚毛細血管擴張，能促進血液及淋巴液的循環，改善周圍組織營養，利於血腫、水腫的消散，收到活血化瘀的療效。

(六)移毒殺菌作用

通過藥物薰洗，使毒邪外移、外拔、外透，不使邪陷臟腑，使藥物的作用直接獲得抑制與殺滅病菌的作用。另外，通過藥物的作用，而引起的神經反射激發機體的自身調節作用，促使某些抗體的形成，藉以提高機體的免疫功能，而達到防病、治病、美容的目的。

第三節　薰洗療法的適應範圍

薰洗療法在臨床應用上十分廣泛，它可運用於內、外、骨傷、皮膚、婦、兒、五官等各科。如：消化系統、循環系統、呼吸系統、運動器官、神經、血管等疾病。

1. 內科疾病適應症

內科適用於感冒、支氣管炎、哮喘、肺膿腫、高血脂症、高血壓病、心肌炎、腦血管意外後遺症、胃炎、結腸炎、便秘、腹瀉、痢疾、肝炎、肝硬化、腎功能衰竭、泌尿道感染、糖尿病、面神經炎、關節炎、痛風等疾病。

2. 外科疾病適應症

外科適用於癤、癰、疔瘡、膿腫、蜂窩組織炎、褥瘡、丹毒、血栓性靜脈炎、下肢慢性潰瘍、骨髓炎、脈管炎、乳腺炎、痔瘡、肛裂等疾病。

3. 骨傷科疾病適應症

骨傷科適用於軟組織損傷、頸部扭挫傷、肩部扭挫傷、肘部扭挫傷、急性腰扭傷、踝關節扭傷、骨折、脫臼等疾病。

4. 皮膚科疾病適應症

皮膚科適用於濕疹、蕁麻疹、痱子、皮膚瘙癢症、銀屑病、痤瘡、帶狀疱疹、扁平疣、尋常疣、腋臭、頭癬、足癬、神經性皮炎、夏季皮炎、接觸性皮炎、稻田性皮炎、脂溢性皮炎等疾病。

5. 婦科疾病適應症

婦科疾病適用於外陰炎、陰道炎、子宮頸炎、宮頸糜爛、子宮脫垂、產後缺乳等疾病。

6. 兒科疾病適應症

兒科疾病適用於小兒腹瀉、鵝口瘡、蟯蟲病、疝氣、陰莖包皮炎、鞘膜積液、硬皮症、濕疹、麻疹、水痘、痄腮等疾病。

7. 五官科疾病適應症

五官科適用於瞼腺炎、淚囊炎、結膜炎、病毒性角膜炎、鞏膜炎、沙眼、鼻炎、鼻竇炎、扁桃體炎、中耳炎、牙周病等疾病。

薰洗還可用於美膚、美容、美髮等。

第四節　薰洗療法的操作方法

薰洗療法是薰蒸和洗滌治療方法的簡稱。分為薰和洗兩大技法，每一技法中又由於施術的部位不同，具體操作方法又各有不同，現分別詳細介紹如下：

一、薰蒸法

(一)全身薰蒸法

按病症配製處方，經煎煮後倒入盆內，外罩塑料薄膜浴罩，進行全身薰蒸（圖 1）。藥液在 100℃，可不斷加熱，使蒸氣外冒。每次薰蒸 15～30 分鐘，每日 1～2 次。

(二)支凳薰法

此法多用於薰蒸下肢部位。其具體操作方法是：根據病症、辨證選用藥方。將按藥方配製的藥物加水煎煮，倒入盆內，盆旁或盆中心支一凳，將腿搭放於凳上，外罩布單，進行薰蒸（圖 2）。藥液在 100℃左右，也可邊加熱，邊薰。每次薰蒸 15～30 分鐘，每日

1～3次。

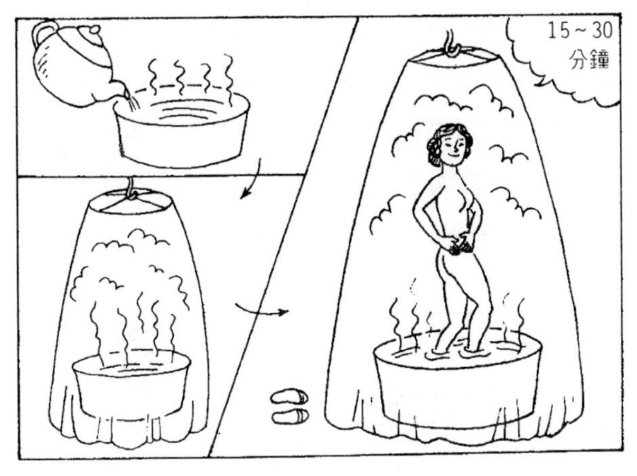

圖1　全身薰蒸法

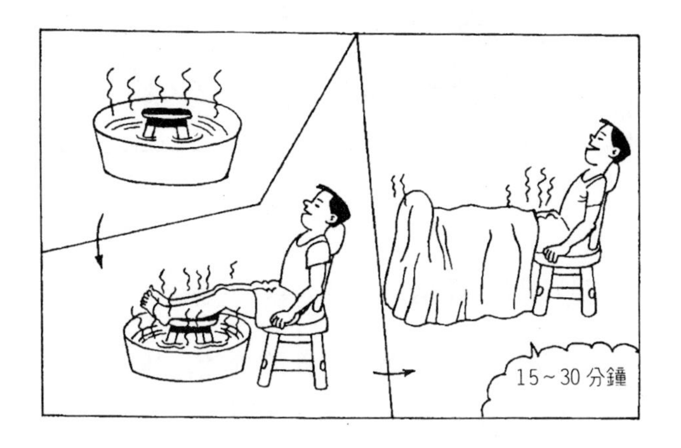

圖2　支凳薰法

(三)坐薰法

此法多用於薰蒸襠部。其具體操作方法是：根據病症辨證選用藥方。將按藥方配製的藥物加水煎煮，倒入盆內，盆上倒扣薰籠，坐在薰籠上，外罩被單，進行薰蒸（圖 3）。藥液在 100℃左右，也可邊加熱邊薰。每次薰蒸 15～30 分鐘，每日 1～3 次。

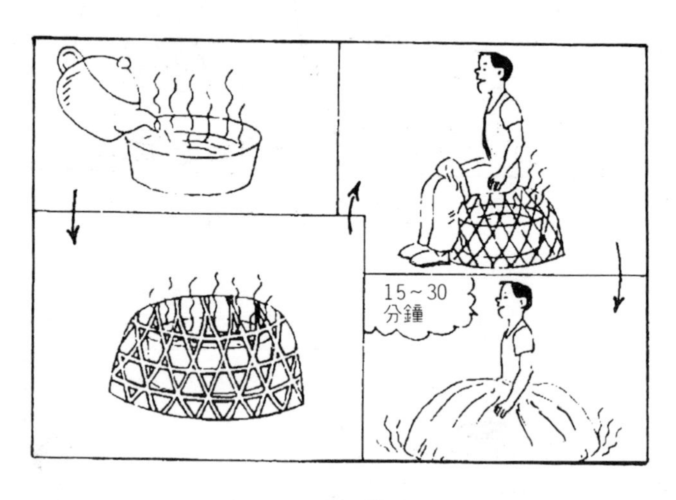

圖 3　坐薰法

(四)碗口薰法

此法多用於口、鼻、眼部的薰蒸。其具體操作方法是：根據病症、辨證選用藥方。將按藥方配製的藥物加水煎煮，倒入碗內或茶缸內或茶杯內，兩手捂住碗或缸或杯口，留出一點小縫，口或鼻或眼對著小縫進行薰蒸

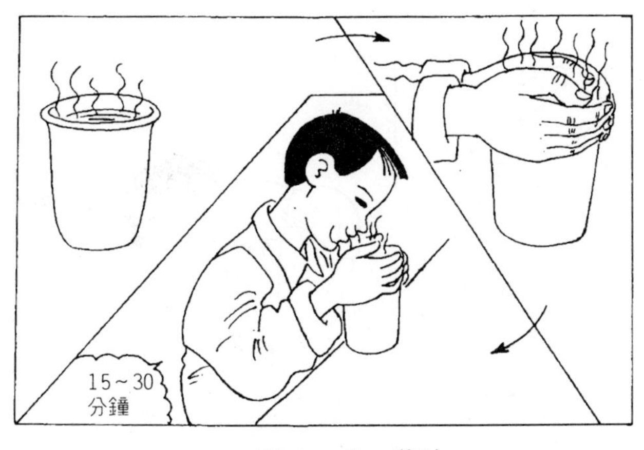

圖 4　碗口薰法

（圖 4）。每次薰蒸 10～30 分鐘，每日 1～3 次。

(五)瓶口薰法

此法多用於面部、胸部的薰蒸。其具體操作方法是：根據病症、辨證選用藥方。將按藥方配製的藥物加水煎煮，倒入保溫瓶內，面對或胸對瓶口進行薰蒸（圖 5）。每次薰蒸 10～30 分鐘，每日 1～3 次。

(六)壺口薰法

此法適用於身體的任何部位。其具體操作方法是：根據病症、辨證選用藥方。將按藥方配製的藥物放入燒水壺裡，加水煎煮，壺口上套橡膠皮管，用皮管口噴出的藥蒸氣對著需薰部位進行薰蒸（圖 6）。每次薰蒸 10～30 分鐘，每日 1～3 次。

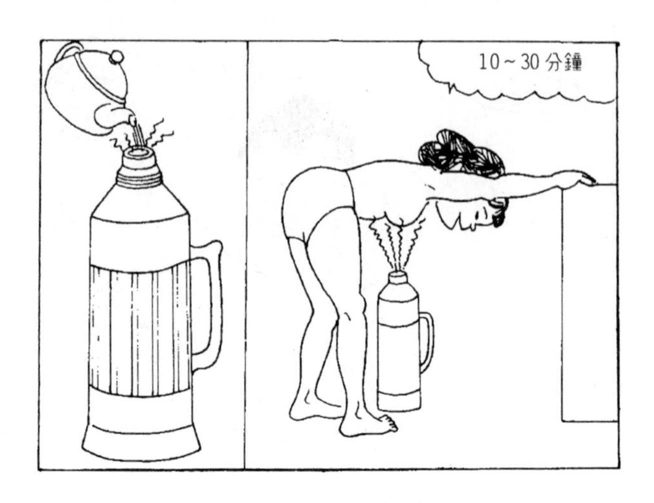

圖5　瓶口薰法

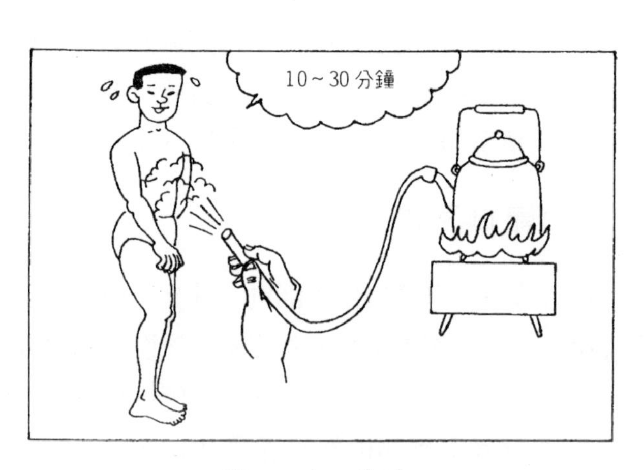

圖6　壺口薰法

(七)鍋口薰法

此法適用於身體的胸部及上肢。其具體操作方法是：根據病症、辨證選用藥方。將按藥方配製的藥物放入鍋內，加水煎煮，身體上部或上肢伸在鍋口上面，邊煎邊薰（圖 7）。每次薰蒸 10～30 分鐘，每日 1～3 次。

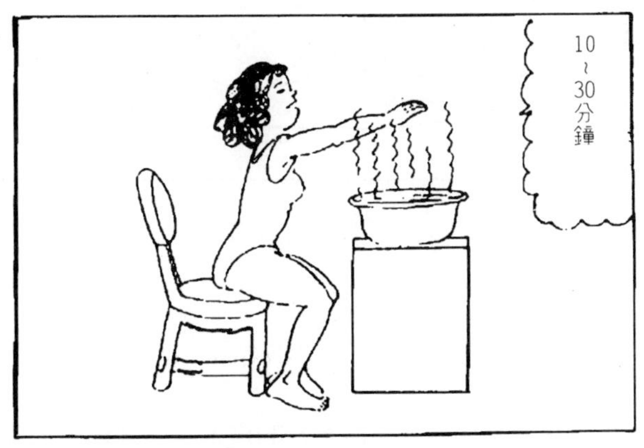

圖 7　鍋口薰法

二、洗滌法

(一)洗浴法

此法適用於洗滌全身。其具體操作方法是：根據病症、辨證選用藥方。將按藥方配製的藥物放入鍋內，加水煎煮後，取汁倒入浴盆內，待溫後，仰臥於藥液內，進行洗浴（圖 8）。每次洗 10～30 分鐘，每日 1～2 次。為保持水溫，可不斷地往浴盆內加熱水。

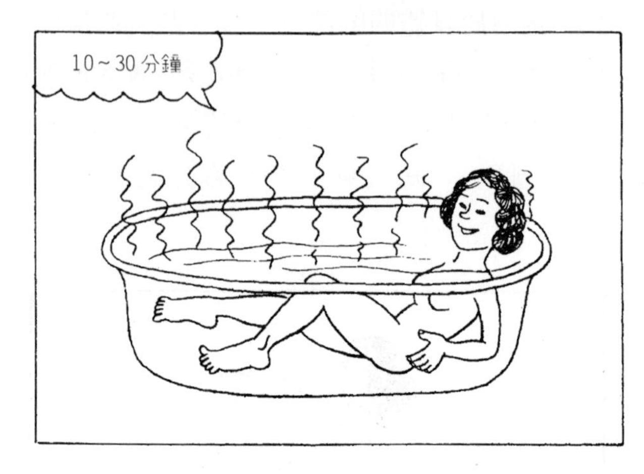

圖 8　洗浴法

(二)浸洗法

此法多用於身體的上下肢的洗滌。其具體操作方法是：根據病症、辨證選用藥方。將按藥方配製的藥物放入鍋內，加水煎煮後，取汁倒入盆內，待溫後，將患肢伸入藥液內浸泡，可同時進行搓洗（圖 9）。每次浸洗 10～30 分鐘，每日 1～2 次。為保持藥液溫度，可不斷地添加少量熱水。

(三)坐洗法

此法多用於襠部、臀部的洗滌。具體操作方法是：

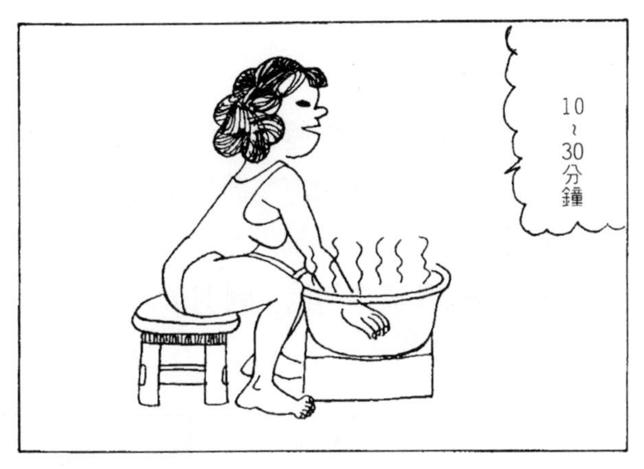

圖 9　浸洗法

根據病症、辨證選用藥方。將按藥方配製的藥物放入鍋內，加水煎煮後，取汁倒入盆內，待溫後，坐於藥液中進行洗滌（圖 10）。每次坐洗 20～30 分鐘，每日 1～2 次。

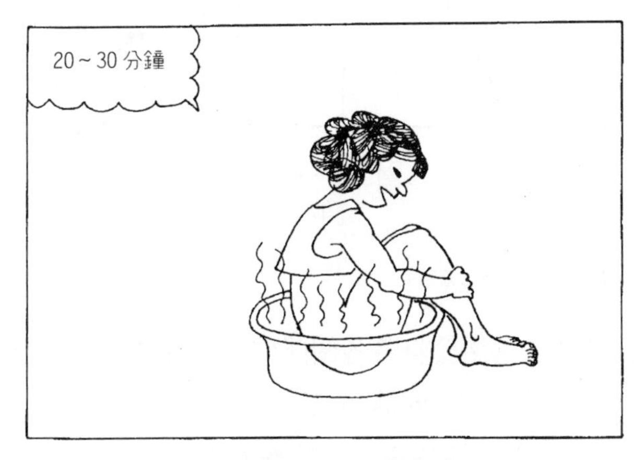

圖 10　坐洗法

(四)擦洗法

此法多用於洗滌身體的軀幹部位。其具體操作方法是：根據病症、辨證選用藥方。將按藥方配製的藥物放入鍋內，加水煎煮後，取汁倒入盆內，待溫後，用紗布或毛巾蘸藥汁擦洗所需洗部位（圖 11）。每次擦洗 20～30 分鐘，每日 3～6 次。

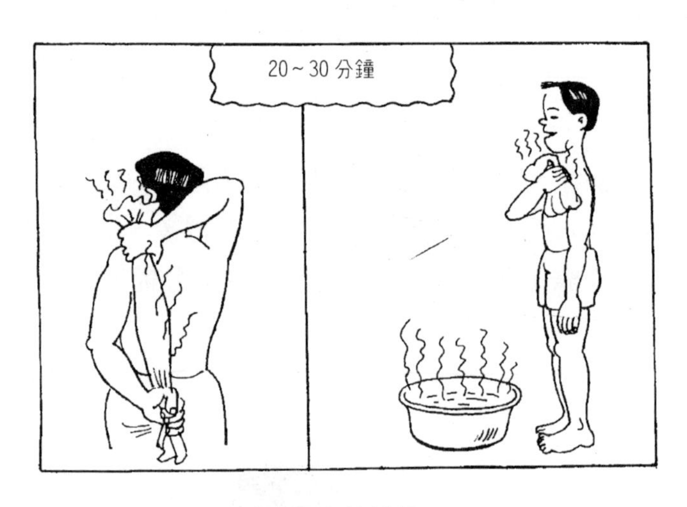

圖 11　擦洗法

(五)沖洗法

沖洗法適用於身體各個部位。沖洗法分為手撩水沖洗、軟管沖洗和注射器沖洗等。

1. 手撩水沖洗法：將按藥方配製的藥物加水煎煮後，取汁倒入盆內，將所洗部位移於盆口上方，手指併

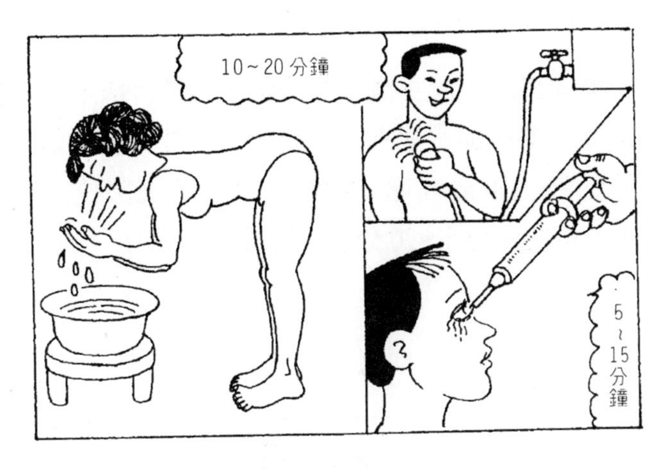

圖 12　沖洗法

攏，將藥液撩向所洗部位，進行沖洗（圖 12）。每次洗 10～20 分鐘，每日洗 1～3 次。

2. 軟管沖洗法：將按方配製的藥物加水煎煮後，取汁倒入特製的底部帶有軟管裝置的桶內，將桶置於高處，使藥液順軟管下流噴，用管口對著所洗部位進行沖洗（圖 12）。每次沖洗 10～20 分鐘，每日沖洗 1～3 次。

3. 注射器沖洗法：此法多用於沖洗患眼。其法是：將按方配製的藥物加水煎煮後，取汁倒入盆內，待溫後，用注射器吸入後，再沖洗患眼（圖 12）。每次沖洗 5～15 分鐘，每日 1～3 次。

(六)淋洗法

淋洗法適用於身體各個部位。具體方法是：將按方配製的藥物加水煎煮後，取汁倒入帶有噴頭裝置的桶內，將桶置於高處，使藥汁噴於所洗部位上（圖13）。每次沖洗5～20分鐘，每日1～3次。

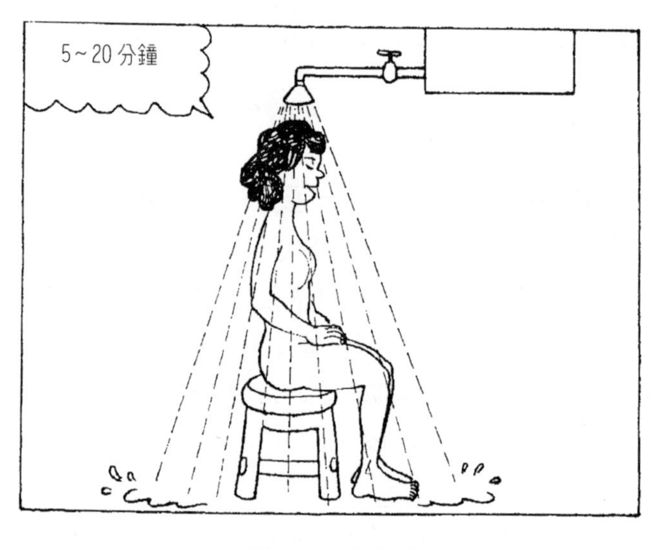

圖13　淋洗法

三、薰洗法

薰洗法是將薰法和洗法結合在一起的一種複合方法。一般都是先薰後洗，不同的薰法和不同的洗法可根據需要任意結合。例如：全身薰蒸——洗浴；支凳薰——浸洗；坐薰——坐洗；坐薰——沖洗；坐薰——淋洗；碗口薰——沖洗；碗口薰——淋洗；瓶口薰——沖洗；瓶口薰——擦洗；瓶口薰——淋洗；壺口薰——擦洗；壺口薰——淋洗；壺口薰——沖洗；鍋口薰——擦洗；鍋口薰——浸洗；全身薰——擦洗；支凳薰——擦洗等等。

第五節　薰洗療法的注意事項

1. 薰蒸時，要將藥液燒開，有蒸氣產生。薰蒸時要掌握好藥液與所薰部位的距離，使蒸氣熱度適中為宜，過近易於燙傷，過遠得不到預計的效果。

2. 薰蒸時一般地所薰部位要用塑料薄膜或布罩罩住，以免蒸氣瀉漏掉，使蒸氣集中在所薰部位上。

3. 薰蒸時，如果沒有達到預定時間藥液就涼了，蒸氣沒了時，可將藥液加熱，重新產生蒸氣後再繼續薰蒸。

4. 浸洗時，藥液溫度要適中，一般為 45℃～60℃。不能過熱和過涼。

5. 浸洗時，可配合摩搓所洗部位及穴位。浸洗時間不可太短或過長。一般浸洗 15～30 分鐘左右。在浸洗過程中，藥液如若中途過涼，可加熱後繼續再洗。或不斷地添加少量開水。

6. 飯前飯後 30 分鐘內不宜薰洗，空腹薰洗易發生低血糖休克，過飽薰洗影響食物消化。

7. 薰洗時要注意保暖，避免受寒、吹風，洗浴完畢後應及時拭乾皮膚。

8. 除了說明是內服藥、洗眼藥外，所有薰洗藥液應防止濺入口、眼、鼻內。

9. 高熱大汗、高血壓病、冠心病、心功能不全及有出血傾向等患者，禁用薰洗法治療。

10. 凡老年人、兒童，病情重急者，薰洗時要有專人陪護，避免燙傷、著涼或發生意外事故。

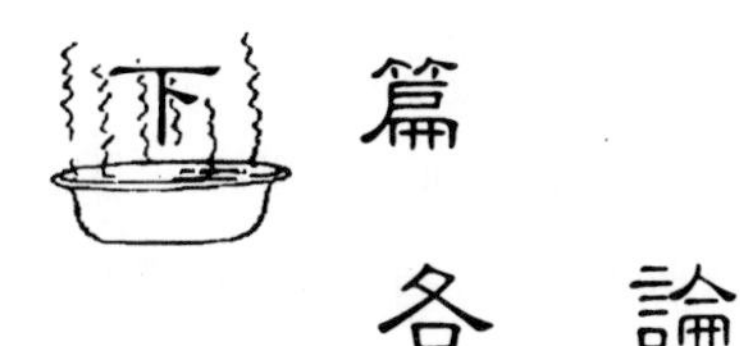

下篇　各論

第一節　內科疾病

一、感冒

〔概述〕

感冒是由流感病毒引起的急性呼吸道傳染病，病原體為A、B、C三型流行感冒病毒，通過飛沫傳播。其流行特點是突然發生，發病率高，流行過程短，能多次復發，一年四季均可發病，以冬春兩季多發。屬於中醫「時行感冒」「風瘟」等病症範疇。

〔病機〕

病理變化以流感病毒破壞呼吸道上皮細胞為主，也可由淋巴、血液循環傳播，造成毒血症、或侵入其他組織引起病變。

〔診斷〕

症狀：急起高熱，全身症狀較重而呼吸道症狀較輕，表現為畏寒、發熱、頭痛、乏力、全身酸痛等，繼而全身症狀逐漸好轉，但鼻塞、流涕、咽痛、乾咳等上呼吸道症狀較顯著。還可見到噁心、食慾不振、便秘或腹瀉等胃腸道症狀。病程一般3～7天。

體徵：呈急性病容，面頰潮紅，眼結膜輕度充血，咽充血，口腔黏膜可有疱疹，體溫可達39℃～40℃。

〔治療〕

處方1 荊防洗劑薰洗頭面

主治：流行性感冒。

配方：荊芥9克，防風9克，白芷9克，柴胡12克，前胡12克，羌活9克，生薑9克，獨活9克。

用法：將上藥加水3000毫升，煮沸10分鐘，去渣取汁，倒入臉盆按薰洗頭面法操作，每次30分鐘，每日1劑，薰洗2次。

功效：辛溫解表，宣肺散寒，疏風通絡。

適應：惡寒發熱、無汗頭痛、鼻塞流涕的流行性感冒患者。

療效：一般用藥2次見效，4次病癒。

處方2 薑蔥萍劑洗浴全身

主治：傷風、風寒感冒。

配方：浮萍、鮮生薑、蔥白各30克，白酒少許。

用法：上藥搗爛，加水一盆煎取多半盆，入白酒少許，按全身洗法操作，每次20分鐘。每日1劑，洗滌1次。

功效：辛溫發汗，疏風散寒。

適應：鼻塞聲重、流涕清稀、咳嗽傷風、風寒感冒等患者。

療效：一般2次見效，4次病癒。

處方3 蔥白二葉煎劑薰蒸雙足

主治：流行性感冒。

配方：紫蘇葉60克，陳艾葉60克，蔥白60克。

用法：上藥加水1500毫升，煮沸5分鐘，連渣倒入腳盆中，盆中放1張木凳，將雙腳置於凳上，外罩布單，薰蒸至周身出汗時為止。每日1劑，薰洗2次。

功效：辛溫解表，疏風散寒。

適應：惡寒發熱、無汗頭痛、肢節酸痛、鼻塞流清涕的流行性感冒患者。

療效：一般1次可見好轉，3次病癒。

處方4 銀翹洗劑洗浴全身

主治：流行性感冒。

配方：銀花15克，連翹15克，黃芩15克，板藍根15克，竹葉15克，薄荷20克，檀香片20克，大青葉30克，菊花30克，冰片3克。

用法：將銀花、連翹、黃芩、菊花、大青葉、板藍根置於沙鍋加水3000毫升，煮沸10分鐘後，投入薄荷、檀香片同煎5分鐘，濾出汁另貯，再加水2500毫升，煮沸10分鐘後，取汁，二煎藥汁合併，兌入冰片，倒入浴盆，按全身洗法，浴洗全身。每次15分鐘，以出汗為佳。

功效：辛涼解表，清熱解毒。

適應：發熱惡風、頭痛咽痛、汗泄不解、口乾而渴的流行性感冒患者。

療效：一般 2 次見效，4 次病癒。

處方 5 蘇桂麻黃煎薰洗頭面

主治：風寒感冒。

配方：紫蘇 15 克，桂枝 9 克，麻黃、生薑各 12 克，甘草 3 克。

用法：將上藥加水 3000 毫升，煮沸 10 分鐘後取汁，按薰洗頭面法操作，薰洗頭面，直至出汗。每日 1 次。

功效：發汗解表、辛溫散寒。

適應：惡寒發熱、頭痛身痛的風寒感冒患者。

療效：1 次見效，2～3 次病癒。

二、支氣管炎

〔概述〕

本病是由病毒、細菌、各種化學和物理刺激或過敏反應引起的氣管——支氣管黏膜的急性炎症。常繼發於上呼吸道感染。相當於中醫學的「咳嗽」範疇。

〔病機〕

本病是由受涼、疲勞、淋雨為誘發因素，冷空氣、有害氣體、粉塵、煙霧、寄生蟲（如鉤蟲、蛔蟲）感染後幼蟲經過肺臟均能引起本病。

〔診斷〕

其臨床表現為發病較急，往往先有上呼吸道感染，症狀如鼻塞、噴嚏、流涕、咽痛、音啞、頭痛、發熱、肌肉酸痛等。咳嗽為主要症狀，初為乾咳，伴胸骨後不適。1～2 天後咳出黏液性痰或膿痰伴血絲，氣促，胸骨後發緊感或疼痛。

〔治療〕

處方 1 魚腥草劑薰洗全身

主治：急慢性支氣管炎。

配方：魚腥草 120 克。

用法：上藥加水 3000 毫升，煮沸 15 分鐘後，倒入浴盆，按全身薰洗法操作。每次薰洗 30 分鐘，每日 1 劑，薰洗 2 次。

功效：清熱解毒。

適應：鼻塞、流涕、咽痛音啞、全身痛的支氣管炎患者。

療效：薰洗 4 次見效。

處方 2 紫蘇枇杷煎薰洗全身

主治：新感咳嗽。

配方：枇杷葉、紫蘇葉、杏仁各 60 克。

用法：上藥加水 3000 毫升煎沸 15 分鐘，取汁另盛，藥渣加水 1500 毫升煮沸 15 分鐘，取汁，二煎藥汁合併倒入浴盆，按全身薰洗法操作。每次 30 分鐘，每日1劑，薰洗2次。

功效：清肺化痰，降氣止咳。

適應：咽喉癢痛、流清涕、無汗頭痛的新感咳嗽患者。

療效：薰洗4次，病情好轉。

處方3 四葉三藤洗劑浸洗全身

主治：慢性咳嗽。

配方：柳葉100克，松葉100克，槐葉100克，桃樹葉100克，黃瓜藤120克，絲瓜藤120克，南瓜藤120克，青蒿80克，百里香30克。

用法：上藥加水20000毫升，煎沸10分鐘後取汁入浴盆，將全身浸入藥汁中浸洗40分鐘，每日1次。

功效：清熱解毒、止咳。

適應：咳嗽反覆發作，久咳不已的慢性咳嗽患者。

療效：浸洗6次見病症減輕。

三、支氣管哮喘

〔概述〕

本病是呼吸系統的常見病，常呈發作性，以冬春多見。病程較長，反覆發作，帶哮鳴音的呼氣性呼吸困難。相當於中醫學的「哮喘」範疇。

〔病機〕

本病是因過敏源或其他非過敏源因素引起的一種

氣管——支氣管反應性過度增高，導致氣道可逆性痙攣、狹窄的疾病。

〔診斷〕

突然發作，呼吸困難，伴隨呼氣延長，並有哮喘音和乾咳，頓覺胸部脹悶。患者坐起後，可減輕氣喘。兩肺可聞及廣泛哮鳴音，嚴重者可有紫紺、靜脈怒張及大量冷汗。經數分鐘後或數小時後，咯出大量黏液性痰液，隨即呼吸通暢，行動自如。

〔治療〕

處方 1 五味沉香劑浸洗雙足

主治：各種類型哮喘。

配方：魚腥草 60 克，蘇子、地龍各 30 克，五味子 20 克，沉香 10 克，雞蛋 2 個。

用法：上藥（沉香後下）加水 3000 毫升，與雞蛋同煎 30 分鐘，去渣，食蛋，以藥汁浸洗雙足。每晚 1 次，每次浸洗 20 分鐘。10 次為 1 個療程。

功效：清熱解毒，降氣平喘。

適應：靜息時突然喘息，繼而咳嗽的哮喘患者。

療效：洗 2 個療程見病症有所減輕。

處方 2 射乾麻黃劑薰蒸口鼻

主治：冷哮證。

配方：射乾 12 克，炙麻黃 8 克，法半夏、紫苑、款冬花、杏仁、五味子、蘇子、橘紅各 10 克，生薑 5 片，細辛、炙甘草各 6 克。

用法：將上藥加水 1500 毫升，煮沸，取汁倒入保溫瓶內，用蒸氣薰口鼻。15～20 分鐘，每日 1 劑，薰 3～4 次。10 日為一療程。

功效：溫肺散寒，化痰平喘。

適應：呼吸急促、喉中哮鳴有聲、胸膈滿悶如窒、痰少、咯吐不爽、口不渴、受寒易發、形寒怕冷等冷哮症的患者。

療效：治療 1～2 個療程見效。

四、肺膿腫

〔概述〕

肺膿腫是肺組織的化膿性病變，早期為化膿性炎症，繼而壞死形成膿腫。高熱、咳嗽、咳膿臭痰為其臨床特徵。多發生於壯年，男多於女。根據病理和臨床表現分為吸入性、血源性、繼發性三種。相當於中醫學的「肺癰」範疇。

〔病機〕

本病是由致病微生物所引起的肺化膿症。原發性肺膿腫多與吸入有關；繼發性肺膿腫以敗血症引起的血源性肺膿腫較多見。

〔診斷〕

本病起病急，畏寒，發熱，胸痛，咳嗽，咳痰，開始咳嗽不劇烈，痰液也不多，以後出現黏液性或膿性痰，一周後可能突然咳出大量膿痰，黃或黃綠色，有臭味。

〔治療〕

處方 1 白芨白蘞劑薰蒸口鼻

主治：肺膿腫。

配方：白芨、白蘞各 30 克、大蒜 500 克。

用法：上藥加清水 3000 毫升，用武火煮沸後，繼用文火煎煮，再倒入沖壺內，仍用文火煮。壺嘴上套一皮管，另一頭對著患者的口，令其緩緩吸其蒸氣。每次 60～100 分鐘，每日 1 劑。

功效：解表排膿。

適應：畏寒、發熱、胸痛、咳嗽、咳痰的肺膿腫患者。

療效：3 次見效，6～10 次病癒。

處方 2 金銀二黃劑薰蒸口鼻

主治：肺膿腫。

配方：金銀花 25 克，桔梗 20 克，半夏、麻黃、黃芩各 15 克，杏仁 10 克。

用法：上藥加水 1500 毫升，置沖壺內煎沸，改用文火，壺嘴上套一皮管，另一頭對著患者的口，令其緩緩吸其蒸氣。每次 60 分鐘，每日 1 劑薰 2 次。

功效：清肺止咳、排膿化痰。

適應：發熱、胸痛、咳嗽、咳痰的肺膿腫患者。

療效：連治 3 日見效，10 日病癒。

五、高血脂症

〔概述〕

高血脂症又稱高脂蛋白血症，是指血漿中幾種或所有血脂成分含量增高的病症。目前，我國約有20%～30%的中老年人有不同程度的高血脂症。

〔病機〕

引起本病的原因很多，如先天性遺傳缺陷、肝腎功能異常、糖尿病、膽道梗阻等，但最主要的還是長期飽食、美食所致。如長期大量攝入含飽和脂肪酸多的動物性脂肪或富含膽固醇的食物、糖類食物、含纖維少的精緻食物或晚餐攝取熱量過多、經常加吃宵夜等，均可能引起本病。

〔診斷〕

臨床上常見的高血脂症主要表現為膽固醇、甘油三酯和游離脂肪酸含量增高。

大多數患者長時間沒有明顯的自覺症狀，只是在化驗檢查時才被發現，但它引起的後果卻不堪設想，如動脈粥樣硬化、冠心病、腦血栓形成、腦栓塞、腦出血、膽結石、胰腺炎、糖尿病、肥胖症等病症的發生與發展，都與高血脂症有著密切關係。

〔治療〕

處方1 丹參首烏洗劑薰洗全身

主治：高血脂症。

配方：丹參30克，首烏30克，山楂30克，木香

10克。

用法：上藥加水3000毫升，浸泡1小時，煮沸15分鐘，取汁倒入盆內，按全身薰洗法薰洗全身。每次30分鐘，隔日1次，每劑可連用2次。10次為1個療程。

功效：滋肝養腎，活血通絡，行氣健脾。

適應：眩暈耳鳴、腰酸腿軟、心悸胸悶、手足麻木、口唇紫暗的高血脂症患者。

療效：10例患者治療2個療程，除1例無效外，其餘9例療效顯著。

處方2 荷葉洗劑洗浴全身

主治：高血脂症。

配方：荷葉15克，防己10克，柏子仁15克，澤瀉10克。

用法：上藥加水3000毫升，煮沸15分鐘，取汁，兌溫開水3000毫升，洗浴全身。每次30分鐘，隔日1次，連續10次為1療程。

功效：利濕降脂。

適應：形體肥胖、頭暈心煩、尿少浮腫、脘腹脹滿的高血脂症患者。

療效：20例患者經治療1個療程，均使血中甘油三酯及膽固醇明顯下降。

處方3 海藻昆布湯洗浴全身

主治：高血脂症。

配方：海藻 30 克，昆布 30 克，蒼朮 30 克，澤瀉 30 克，荷葉 30 克。

用法：將上藥加水 3500 毫升，煮沸 30 分鐘，取汁兌入熱水 4000 毫升，待溫後洗浴全身。每次 30 分鐘，每劑可洗 2 次，每日 1 次，15 日為 1 療程。

功效：健脾化痰，利濕降脂。

適應：形體肥胖、神疲倦怠、四肢腫脹、頭重嗜睡的高血脂症患者。

療效：10 例治療 2 個療程，均使血中甘油三酯及膽固醇明顯下降。

六、高血壓病

〔概述〕

高血壓病又稱原發性高血壓，是以動脈血壓升高，尤其是舒張壓持續升高為特點的全身性、慢性血管疾病。會起動脈、腦、心、腎等器官的病變。頭痛、頭暈、乏力等是較常見的症狀。多在 40 歲以上發病。相當於中醫學的「眩暈」、「頭痛」等範疇。

〔病機〕

導致高血壓病的原因至今仍未十分明確，可能與年齡增長、精神緊張、遺傳、肥胖、飲食偏鹹等因素有關。

〔診斷〕

早期多無症狀，常在體檢時發現。有時會出現頭痛、頭暈、耳鳴、健忘、失眠、乏力、心悸等。症狀輕重與血壓高低不成比例。多次不同時間測量血壓，成年人收縮壓≥21. 3KPa（160mmHg），舒張壓≥12. 6KPa（95mmHg），且能排除症狀性高血壓。一般情況，急進型高血壓，舒張壓常持續在 16. 9KPa（130mmHg）以上；高血壓急症，收縮壓可高達 33. 8KPa（260mmHg），嚴重者舒張壓亦在 15. 6KPa（120mmHg）以上。

〔治療〕

處方 1 鉤藤槐花湯浸洗雙腳

主治：高血壓病。

配方：鉤藤（切碎）20 克，槐花 20 克，冰片 5 克。

用法：上藥加水 3000 毫升，煎沸 15 分鐘，取汁浸洗雙腳。每次 30 分鐘。每日 1 劑，浸洗 2 次。10 日 1 個療程。

功效：清熱平肝，熄風通絡。

適應：頭痛眩暈、口苦心煩、顏面潮紅、失眠多夢的高血壓病患者。

療效：據報導，用本方治療高血壓 50 例，顯效 27 例，有效 14 例，無效 9 例，總有效率為 82%。

處方 2 桑樹茺蔚劑浸洗雙腳

主治：高血壓病。

配方：桑樹枝、桑樹葉各 15 克，茺蔚子 15 克。

用法：上藥加清水 2000 毫升，煎沸 15 分鐘，取汁倒入腳盆內，浸洗雙腳。每次30分鐘，每日1劑，浸泡1次。10次為1療程。

功效：疏風清肝，化瘀行水。

適應：頭痛頭暈，煩熱口苦，肢體麻木的高血壓病患者。

療效：據報導，用本方治療高血壓20例，16例顯效，3例有效，1例無效。

處方3 龍膽牛膝煎浸洗雙腳

主治：高血壓病。

配方：龍膽草、牛膝、桃仁、丹參、夏枯草各15克。

用法：上藥加清水2500毫升，煎沸15分鐘，取汁倒入腳盆，浸洗雙腳30分鐘，每日2次，每劑可用2次，10日為1療程。

功效：活血通絡、清熱降壓。

適應：頭痛，甚則刺痛，眩暈、目赤面紅、肢體麻木的高血壓患者。

療效：據報導25例，治療2個療程，配合內服藥，均基本獲得痊癒。

處方4 磁石決明煎浸洗雙腳

主治：高血壓病。

配方：磁石18克，石決明18克，桑枝6克，黃芪6克，烏藥6克，枳殼6克，當歸6克，黨參6克，蔓荊子6克，白蒺藜6克，白芍6克，杜仲6克，獨活6

克，牛膝6克，菊花6克，川芎3克。

用法：將磁石、石決明加水3000毫升，先煎30分鐘，再入其它藥共煎沸20分鐘，取汁倒入腳盆內，浸洗雙腳。每次30分鐘，每日1次，10日為1個療程。每劑可連用2次。

功效：鎮肝熄風，柔肝補腎，益氣養血。

主治：頭痛目眩、心悸氣短、心煩失眠、耳鳴腦響、腰酸肢麻的高血壓病患者。

療效：據報導，用本方治療高血壓25例，均獲得滿意療效。

七、病毒性心肌炎

〔概述〕

病毒性心肌炎是指由病毒感染所致的心肌炎性病變。發病前帶有上呼吸道和腸道感染病史，臨床表現為心悸、氣急、心前區隱痛等。兒童及青年多見。本病相當於中醫學「驚悸」、「怔忡」等範疇。

〔病機〕

本病可由多種消化道和呼吸道病毒引起。

〔診斷〕

發病前1～3週常有上呼吸道或消化道病毒感染、發熱不適、咳嗽、咽痛、腹瀉、皮疹等症狀。

輕者症狀不明顯，但多有胸悶、胸痛、心悸、乏力、頭暈、噁心等。重者出現氣急、紫紺、昏厥甚至休克、心衰表現。

〔治療〕

處方1 萬年四參劑洗浴全身

主治：病毒性心肌炎。

配方：萬年青、丹參、黨參、沙參、苦參各10克。

用法：上藥加水3000毫升，煮沸20分鐘，取汁倒入盆中，兌入熱水4000毫升，洗浴全身，每日1劑，洗浴1次，每次30分鐘，10日為1療程。

功效：清熱解毒，益氣養陰，活血化瘀。

適應：胸悶、時痛、心悸、氣短、口渴欲飲的病毒性心肌炎患者。

療效：據報導，10例洗浴5日均獲明顯療效。

處方2 丹芎洗劑浸洗雙足

主治：病毒性心肌炎。

配方：丹參15克，川芎10克，木香10克，當歸10克，川桂枝10克，益母草15克。

用法：上藥加水3000毫升，煎沸30分鐘，取汁倒入腳盆，浸洗雙腳，每次30分鐘，每日1次，7日為1療程。每劑可連用2次。

功效：活血化瘀，行氣通陽。

適應：心前區固定部位刺痛、胸悶、心悸的病毒性心肌炎患者。

療效：據報導，本方治療20例，痊癒4例，顯效

7例，有效9例。

八、腦血管意外後遺症

〔概述〕

腦血管意外包括腦出血、蛛網下腔出血、腦血栓形成、腦栓塞等多種腦血管疾病，其發病率、死亡率和致殘率很高。各個年齡層均可能發病，以中年以上最多見。本病屬於中醫學「中風」、「卒中」等範疇。

〔病機〕

本病病因複雜，高血壓、心臟病、糖尿病、吸煙、飲酒、高血脂症、肥胖、遺傳等都是發病的危險因素。

〔診斷〕

猝然昏仆，不省人事，伴有口眼喎斜，語言不利，半身不遂。

〔治療〕

處方1 益氣活血劑浸洗患肢

主治：腦血栓形成。

配方：黃芪、紅花、蔓荊子、馬前子各15克。

用法：上藥加水3000毫升，煎沸15分鐘，取汁倒入盆中，浸洗患肢。每次20分鐘，每日1劑，浸洗1次。15日為1療程。

功效：益氣活血，化瘀通絡。

適應：半身不遂、肢體麻木、語言不利、氣短乏力的腦血栓形成患者。

療效：據報導 15 例，治療 4 療程，均獲一定的療效。

註：若有水疱、皮疹等異常表現時，應立即停用本法。

處方 2 伸筋透骨劑浸洗患足

主治：中風後遺症。

配方：伸筋草、透骨草、紅花各 30 克。

用法：上藥加水 3000 毫升，煮沸 10 分鐘，取汁倒入盆內，浸洗患肢。每次 30 分鐘，每日 1 劑，浸洗 3 次，連用 1 個月為 1 療程。

功效：祛風利濕，溫經活血，通絡。

適應：手足拘攣的中風後遺症患者。

療效：據報導，治療 2 個療程，10 例，均獲顯著療效。

處方 3 活血通絡湯浸洗患肢

主治：中風後遺症。

配方：黃芪50 克，赤芍、當歸尾、乾地龍、川芎、桃仁、紅花各 9 克，丹參 15 克，僵蠶 9 克，蜈蚣 3 條。

用法：上藥加水 6000 毫升，煮沸 10 分鐘，取汁浸洗患肢。每次 30 分鐘，每日 1 劑，浸洗 2 次。15 日為 1 療程。

功效：益氣活血，祛瘀通絡，熄風止痙。

適應：中風後遺症、半身不遂、口眼喎斜、語言不清、口角流涎、大便乾結或小便失禁的患者。

療效：治療2個療程，可獲明顯療效。

九、胃 炎

〔概述〕

胃炎指胃黏膜的炎症。可以是彌漫性的，也可以局限於胃底、胃體或胃竇部。胃炎分為急性和慢性兩大類。

急性胃炎是胃黏膜急性的可逆性的病變，因化學（煙草、烈酒、濃茶、咖啡、藥品等）、物理（過燙、過冷等）的刺激或由於接觸細菌或毒素等引起。病程較短，1～2天好轉，預後良好。

慢性胃炎是胃黏膜上皮遭受反覆損害後，黏膜特異的再生能力導致黏膜的改建，最終引起固有胃腺體的不可逆的萎縮，甚至消失。慢性胃炎的發病率在各種胃病中居首位，年齡越大，發病率越高。胃炎出現於中醫學的「嘔吐」、「反胃」、「痞滿」等病症中。

〔病機〕

其病因尚未完全清楚，可能與急性胃炎、鼻、口、咽、喉等病灶細菌或其毒素吞入胃內的長期刺激、煙酒嗜好及不良飲食習慣，長期服用對胃有刺激的藥物、胃酸缺乏、幽門螺旋桿菌、免疫因素等有關。

〔診斷〕

急性胃炎：多有上腹部不適、疼痛，食慾減退，噯心、嘔吐等，一般不嚴重。

慢性胃炎：1. 淺表性的可無症狀或有不規則上腹隱痛。2. 萎縮性胃炎，胃腸道症狀不明顯。3. 肥厚性胃炎，屬高分泌性胃病，臨床症狀似潰瘍病。

〔治療〕

處方1 薑附湯擦洗胃脘部

主治：胃炎。

配方：鮮薑 30 克，香附 15 克。

用法：上藥加水 1500 毫升，煎沸 5 分鐘後，用毛巾浸藥汁擦洗胃脘部。每次 20 分鐘，每日 2 次。7 日為 1 療程。

功效：通絡和胃。

適應：胃脘隱痛、灼熱不適的胃炎患者。

療效：據報導，10 例治療 3 日均有明顯療效。

處方2 艾葉湯薰洗胃部

主治：胃痛。

配方：艾葉 1 把。

用法：上藥加水 300 毫升，煮沸 10 分鐘，用藥液薰洗胃部，直至痛緩為止。

功效：溫散胃寒。

適應：寒凝引起的胃痛、嘔吐清水的患者。

療效：薰洗 1 次見效。

十、潰瘍性結腸炎

〔概述〕

潰瘍性結腸炎又稱慢性非特異性潰瘍性結腸炎，是一種原因不明的慢性結腸炎。病變主要限於結腸的黏膜，以潰瘍為主，多見於乙狀結腸和直腸，也可累及降結腸，甚至整個結腸。本病可見於任何年齡，但青壯年最多見。本病病程長，病情時輕時重，常反覆發作。本病同中醫的「久瀉」、「久痢」、「休息痢」等病症相近。

〔病機〕

本病病因仍不明確，其發病可能同免疫、遺傳、感染、精神、神經等因素有關。

〔診斷〕

症狀：慢性腹瀉，糞便不成形，夾血、膿和黏液，輕者每日 2～4 次，重者每日多達 10～30 次。腹痛呈陣發性，痙攣性，多局限於左下腹，痛後欲解便，便後痛緩解，有裡急後重感。伴有不同程度的厭食、乏力、消瘦、發熱、上腹飽脹不適、噯氣、噁心、嘔吐等症狀。併發症以大量便血最常見。

體徵：除全身有體溫升高、脈搏加速和失水的表現外，全腹部或左下腹部常有壓痛，常可觸及硬管狀的降結腸或乙狀結腸，伴有腸鳴音亢進。

〔治療〕

處方 1 茱萸茴香煎擦洗腹部

主治：虛寒腹痛。

配方：吳茱萸、小茴香各 50 克。

用法：將上藥用水煎。取汁 1500 毫升，用毛巾浸藥汁擦洗腹部。每次 20 分鐘，每天 1 劑，每劑洗 3 次，7 天為 1 療程。

功效：散寒止痛，燥濕止瀉。

適應：腹中時痛或綿綿不休、乏力、氣短的虛寒性腹痛患者。

療效：7 例治療 1 個療程均治癒。

處方 2 茱萸杜仲湯薰洗腹部

主治：結腸炎。

配方：吳茱萸、杜仲、蛇床子、五味子、陳皮各 50 克，木香、丁香各 25 克。

用法：上藥為末，每次取藥末 25 克，裝入布袋，置於 1500 毫升水中煎沸 10 分鐘，取汁，薰洗腹部。每次 30 分鐘，每日 2 次，7 日為 1 療程。

功效：散寒止痛，溫中降逆，溫腎助陽，燥濕止瀉。

適應：下焦虛冷，臍腹疼痛的結腸炎患者。

療效：治療 3 日見效，7 日病癒。

處方 3 葎草煎浸洗雙腳

主治：慢性結腸炎。

配方：鮮葎草 500 克。

用法：上藥加水 2000 毫升，煎沸 15 分鐘，取汁倒入盆內，浸洗雙腳。每次 30 分鐘，每日 2 次，15 日為

1 療程。

功效：通調血脈，疏導腸胃，消瘀解毒，祛腐生肌。

適應：腹痛泄瀉，反覆發作，糞便中夾膿帶血，裡急後重的慢性結腸炎患者。

療效：治療 100 例，2～3 個療程後，治癒 83 例，好轉 17 例。

處方 4 加味四神湯浸洗雙足

主治：慢性結腸炎。

配方：補骨脂、五味子、肉豆蔻、吳茱萸各 15 克，黨參、白朮各 20 克，訶子肉、赤石脂各 15 克，乾薑 10 克。

用法：上藥加水 2000 毫升，煎沸 20 分鐘，取汁倒入腳盆內，浸洗雙腳，每次 30 分鐘，每日 1 劑，洗 2 次，15 日為 1 療程。

功效：健脾溫腎，澀腸止瀉。

適應：黎明前臍下腹痛，腸鳴而瀉，腹部喜暖，形寒肢冷的慢性結腸炎患者。

療效：據報導，治療 20 例，均獲明顯療效。

十一、便秘

〔概述〕

便秘指大便次數減少和（或）糞便乾燥難解。便秘可以是其他許多疾病的一個伴見症狀，也可以視為一個獨立的疾病。本病中醫稱「便秘」或「腸結」。

〔**病機**〕

影響排便過程的因素很多，其中重要者有進食過少，食物過於精緻而少殘渣，腸道梗阻，結腸張力過低，乙狀結腸過度的和不規則的痙攣性收縮，以及腹肌、胸肌、肛提肌及腸壁平滑肌收縮減弱等。

〔**診斷**〕

患者常以糞便乾結、排便費力或2～3天排便1次為主訴，可伴腹痛、腹脹、食慾差、噁心、疲乏無力、頭痛、眩暈、口苦、失眠等症狀。

〔**治療**〕

處方1 蘿蔔葉湯坐薰

主治：便秘。

配方：蘿蔔葉1把。

用法：上藥加水3000毫升，煎沸15分鐘後，取汁倒入盆內，按坐薰法操作。每次坐薰30分鐘，每日2次，7日為1療程。

功效：清熱通便。

適應：大便乾結、小便短赤、面紅心煩的患者。

療效：治療1～2個療程病癒。

處方2 竹葉綠礬劑坐薰

主治：便秘。

配方：竹葉1捆，綠礬1把。

用法：將竹葉洗淨加水3000毫升，煮沸20分鐘，趁熱倒入盆內，撒入綠礬，按坐薰法操作。每次坐薰30分鐘，每日2次，7日為1療程。

功效：清熱通便。

適應：實熱便秘的患者。

療效：據報導，10例用此法治療1～2個療程，均獲一定的療效。

處方3 生薑艾葉劑擦洗小腹部

主治：便秘。

配方：生薑、艾葉各50克，食鹽30克。

用法：生薑、艾葉加水1500毫升，煎煮10分鐘，取藥液倒入盆內，撒入食鹽，用毛巾浸藥液擦洗小腹部。每次20分鐘，每日擦2次，7日為1療程。

功效：溫經散寒，通便。

適應：習慣性便秘的患者。

療效：連治3天見效，7日治癒。

處方4 槐花煎淋洗肛門

主治：便秘。

配方：槐花50克。

用法：上藥加水1000毫升，煎沸10分鐘，取汁倒入盆內，淋洗肛門。每次20分鐘，每日2次，10日為1療程。

功效：清熱解毒，涼血止血。

適應：老人虛秘的患者。

療效：連治3日有效，7日病癒。

十二、腹瀉

〔概述〕

腹瀉指排便次數多於平時，並且糞便稀薄，含有過多的水分或脂肪，是常見的消化系統疾病之一。本病在中醫中稱為「泄瀉」或「下痢」、「注下」等。

〔病機〕

腹瀉的發病基礎是胃腸道的分泌、消化、吸收和運動等功能障礙，以致分泌量增加，消化不完全，吸收量減少和動力加速等，最終導致糞便稀薄，次數增加而形成腹瀉。

〔診斷〕

排便次數增多，每日 3～5 次以致更多，糞質稀溏，或如水注，或完穀不化，腹痛、腸鳴為主症者，可診斷為腹瀉。

〔治療〕

處方 1 梧桐葉劑洗腳

主治：泄瀉。

配方：梧桐葉 500 克。

用法：將上藥加水 2000 毫升，煎沸 10 分鐘，取汁，倒入腳盆內，浸洗雙腳。每次 20 分鐘，每日 2 次，連洗 7 天為 1 療程。

功效：利濕止瀉，清熱解毒。

適應：腹痛、腸鳴、稀溏的患者。

療效：據報導，10 例治 1 療程，7 例治癒，2 例有明顯療效，1例無效。

處方2 無花果葉劑洗腳

主治：濕熱型腹瀉。

配方：無花果葉60克。

用法：上藥加水2000毫升，煎沸15分鐘，取汁倒入腳盆，浸洗兩腳。每次20分鐘，每日洗2次，15天為1療程。

功效：清熱燥濕。

適應：泄瀉腹痛、瀉下急迫或瀉而不爽、糞色黃褐而臭、肛門灼熱、煩熱口渴、小便短黃的濕熱型腹瀉。

療效：據報導，20例治1療程，15例癒，3例療效明顯，2例無效。

十三、細菌性痢疾

〔概述〕

細菌性痢疾簡稱「菌痢」，是由痢疾桿菌所引起的腸道傳染病，簡稱菌痢。多發於夏秋季節。以結腸化膿性炎症為主要病變，並伴有全身中毒症狀。中醫學稱其為「腸澼」、「滯下」和「痢疾」。

〔病機〕

本病主要藉染菌的食物、飲水等經口感染。

〔診斷〕

臨床主要表現為腹疼、腹瀉、裡急後重及排膿血樣大便。

〔治療〕

處方1 烏梅湯薰洗肛門

主治：噤口痢、休息痢。

配方：烏梅500克。

用法：將上藥加水2000毫升，煎沸20分鐘，取汁，趁熱薰蒸肛門處，然後再坐洗肛門。每次薰洗20分鐘，每日2次，5日為1療程。

功效：澀腸止瀉。

適應：痢下赤白、裡急後重、飲食不進、食則嘔噁，或下痢時發時止、日久不癒、發作時便下膿血、飲食減少、倦怠怯冷的噤口痢、休息痢患者。

療效：據報導，50例治療1療程均獲明顯療效。

處方2 黃芪防風湯薰洗肛門

主治：虛寒痢。

配方：黃芪、防風、枳殼各50克。

用法：上藥加水2500毫升，煎沸20分鐘，取汁倒入盆內，趁熱薰蒸肛門，然後再坐洗肛門。每次20分鐘，1日2次，連續薰洗5日為1療程。

功效：祛風解表，散痞消積，補中益氣。

適應：久痢不癒、腹部隱痛、口淡不渴、食少神疲、畏寒肢冷、痢下赤白黏凍、白多赤少、腹痛、裡急後重、頭身困重的虛寒痢的患者。

療效：連續治療1個療程，有明顯療效。

十四、病毒性肝炎

〔概述〕

病毒性肝炎是由肝炎病毒引起的急性全身性傳染病。現代醫學把病毒性肝炎分為 A 型、B 型和 C 型三種。其主要臨床表現為體乏肢軟、食慾減退、噁心、厭油膩、腹脹、脇痛或伴皮膚和鞏膜發黃、發熱等。屬於中醫「脇痛」、「疫毒」、「黃疸」的範疇。

〔病機〕

A 肝病毒主要存在於血液和糞便中，通過食物、用具等經口傳染，也可經皮膚接觸感染，血中可查到 A 肝抗體陽性；B 肝病毒主要在血液及其他內分泌液中，通過消毒不徹底的注射器、輸血、性生活、母體和胎兒血循環等途徑傳染；C 肝病毒的存在及感染途徑目前尚不清楚。

〔診斷〕

近期突然出現無其他原因可以解釋的消化道症狀，如食慾減退、右脇痛、噁心、腹脹、腹瀉、明顯乏力、發熱等。

〔治療〕

處方 1 退黃洗劑浸浴全身

主治：慢性肝炎。

配方：茵陳 30 克，黨參、白朮、制大黃各 10 克，乾薑 8 克，制附片 5 克。

用法：上藥加水 3000 毫升，煎煮 30 分鐘，取汁兌水 3000 毫升，浸浴全身。每次 30 分鐘，每日 1 次，每劑可洗 2 次。10 日為 1 療程。

功效：溫中健脾，利濕退黃。

適應：黃疸不退、腹脹便溏、神疲畏寒的慢性肝炎患者。

療效：據報導，10 人治療 2 個療程，5 人治癒，4 人有明顯療效，1 人無效。

處方 2 活血舒肝湯浸浴全身

主治：肝炎。

配方：紅花、赤芍、川芎、香附、木香各 10 克。

用法：上藥加水 3000 毫升，煎沸 20 分鐘，取汁，兌入熱水 3000 毫升，浸浴全身。每次 30 分鐘，每日 2 次，浸浴 7 日為 1 療程。

功效：活血舒肝，理氣止痛。

適應：右脇痛、形體消瘦的肝炎患者。

療效：據報導，5 人治 2 個療程，均癒。

處方 3 茵陳柴胡湯浸浴全身

主治：慢性肝炎。

配方：茵陳、柴胡、黃芩、龍膽草、生地各 10 克。

用法：上藥加水 3000 毫升煎沸 30 分鐘，取汁，再兌熱水 3000 毫升，浸浴全身。每次 30 分鐘，每日 2 次，10 日為 1 療程。

功效：清化濕熱，解毒降酶。

適應：黃疸不退、神疲便溏的慢性肝炎患者。

療效：10 例，治療 3 個療程，8 人治癒，2 人有明顯療效。

十五、肝硬化

〔概述〕

肝硬化是一種常見的由不同病因引起的慢性、進行性、彌漫性肝病。我國患者以 20～50 歲男性多見。本病可見於中醫的「積聚」、「膨脹」、「水脹」、「水蠱」、「黃疸」等病症中。

〔病機〕

肝硬化常見原因為慢性病毒性肝炎、慢性心功能不全、膽汁鬱積和代謝紊亂等。其病理特點為廣泛性肝細胞變性和壞死，纖維組織彌漫性增生，再生小結節形成，肝正常結構紊亂，導致肝臟逐漸變形、變硬。起病緩慢，也可能長期隱伏未被發現，病程較長。

〔診斷〕

症狀：早期常無明顯症狀，或有輕微的乏力、食慾減退、消化不良、噁心、嘔吐、右上腹隱痛、腹瀉等。在肝功能失代償期，常見明顯的食慾減退、體重減輕、疲倦乏力、腹瀉腹脹、上腹部陣發性疼痛，有時呈絞痛，出血傾向（牙齦、鼻腔、皮膚、黏膜出血等）。併發症有上消化道出血、肝性昏迷、肝腎綜合徵、癌變和繼發感染等。

體徵：面色黝黑，晚期面容消瘦，面頰有小血管擴張。由於門靜脈高壓和側支循環的建立和擴張，可見腹壁靜脈怒張，腹水，臍疝，腹部移動性濁音陽性，肝脾腫大；由於肝功能損害，可見肝掌、蜘蛛痣、色素沉著，皮膚和黏膜出現瘀點、瘀斑、血腫及新鮮出血灶、黃疸、發熱等。

〔治療〕

處方 1 軟堅養肝煎洗浴全身

主治：肝硬化。

配方：龜板 10 克，鱉甲 30 克，炮山甲 10 克，丹參 20 克，蜂房 20 克。

用法：上藥加水 2000 毫升，浸泡 1 小時後煎沸 30 分鐘，取汁倒入盆內，再兌入熱水 4000 毫升，洗浴全身。每次 30 分鐘，每日 1 劑，洗浴 2 次，10 日為 1 療程。

功效：滋養肝腎，化瘀軟堅。

適應：噁心、嘔吐、腹隱痛的肝硬化患者。

療效：據報導，32 例用本方洗浴 2～3 個療程，21 例療效顯著，9 例有明顯療效，2 例療效不太明顯。

處方 2 去水消腫劑洗浴全身

主治：肝硬化腹水。

配方：麻黃、桂枝各 10 克，細辛 3 克，丹參 30 克，紅花 6 克，荊芥、防風各 10 克，大腹皮 30 克。

用法：上藥加水3000毫升，煎沸20分鐘，取汁倒入盆內，兌熱水3000毫升，洗浴全身。每次洗30分鐘，每日1劑洗2次，10日為1療程。

功效：發汗利水，活血消腫。

適應：腹水、脾腫大的肝硬化腹水患者。

療效：據報導，用此法治療15例，8例基本治癒，6例有明顯療效，1例無效。

十六、腎功能衰竭

〔概述〕

腎功能衰竭，是由不同病因引起體內氮質及其他代謝產物貯留，以及水、電解質、酸鹼平衡障礙，所出現的一種危重綜合徵。本病見於中醫的「癃閉」、「關格」、「腎風」等病症中。

〔病機〕

腎功能衰竭臨床上分為急性和慢性兩大類。急性腎功能衰竭，是由腎前、腎後或腎本身因素引起。腎前性的各種原因導致心臟搏出急劇減少，細胞外液特別是血管內液嚴重不足，使腎臟灌注不足為主要病理；腎後性以尿路腫瘤、結石及後腹多種病變造成壓迫、浸潤等引起；腎性則包括多種血管性疾病造成腎臟彌漫性損害，各種原發或繼發的急進性腎炎，以及腎間質因藥物過敏、中毒或惡性腫瘤組織浸潤而致的急性間質性損害。

慢性腎功能衰竭多為腎小球、小管或血管的病變惡化的結果，並以貧血、高血壓及尿毒症症狀為其終末期表現。

〔診斷〕

(一)急性腎功能衰竭：

1. 少尿期：突然或逐漸發生少尿或無尿，伴有水腫、無力、厭食、噁心、嘔吐、消化道出血或心悸、憋氣、呼吸困難、端坐呼吸、心律不齊、肺部濕性羅音，或神志模糊、性格改變、定向障礙、昏迷抽搐等症狀、體徵。

2. 多尿期：尿量超過 400m / d，歷時 2～3 週。伴有脫水、低血鉀、血壓下降或各種感染併發症。

3. 恢復期：腎功能恢復正常。

(二)慢性腎功能衰竭：

可引起全身各系統的中毒症狀，常見有全身乏力，面色晦暗或萎黃，胃納下降，噁心嘔吐，口有尿味，頭昏頭痛，記憶力減退，睡眠障礙，皮膚瘙癢，骨節疼痛，夜尿頻多或尿少水腫，嚴重者精神淡漠、嗜睡、意識障礙、譫妄、昏迷、肢體蠕動、抽搐、視力障礙、各種出血或合併感染等，終至衰竭而死。

〔治療〕

處方 1 助陽利尿劑薰洗雙腳

主治：腎功能衰竭。

配方：麻黃、桂枝、細辛各 30 克，羌活、獨活、白朮、紅花各 30 克。

用法：上藥加水 3000 毫升，煮沸 20 分鐘後，取汁倒入盆內，先薰雙腳，然後再浸洗兩腳，每次 30 分鐘，使周身汗出，每日 1 劑，薰洗 2 次，10 日為 1 療程。

功效：助陽發汗，健脾化濕，利尿活血。

適應：尿少、全身浮腫、口淡不渴的急慢性腎功能衰竭病患者。

療效：據報導，5 例，用本方治療 3 個療程，2 例基本治癒，2 例療效顯著，1 例療效不太明顯。

處方 2 發汗溫陽劑浸洗雙腳

主治：腎功能衰竭。

配方：麻黃、桂枝、細辛、川椒、紅花、蒼朮、防風、艾葉各 30 克。

用法：上藥加水 2000 毫升，煮沸 15 分鐘，去渣取汁，倒入盆內浸洗雙腳。每次浸洗 40 分鐘，使周身汗出，每日 1 劑，每日洗 2 次，10 日為 1 療程。

功效：發汗利尿，溫陽祛濕，活血通絡。

適應：眼瞼及四肢浮腫、或原有浮腫突然加重、發熱惡寒、無汗少尿、身痛的急慢性腎功能衰竭患者。

療效：據報導，7 例按本方治療 3 個療程，4 例基本病癒，2 例有明顯療效，1 例療效不太明顯。

處方 3 瓜蔞煎劑薰洗下陰

主治：腎功能衰竭。

配方：瓜蔞、蔥白各30克，冰片1.5克。

用法：上藥加清水2000毫升，煎沸20分鐘，倒入盆內，先薰下陰部，然後再坐洗下陰部。每次30分鐘，每日1劑，洗2次，10日為1療程。

功效：宣肺通陽，通竅排尿。

適應：浮腫、發熱、少尿的腎功能衰竭者。

療效：用本方治療3例，治療3個療程，均獲得一定療效。

十七、泌尿道感染

〔概述〕

泌尿道感染，是指病原體在機體內尿中生長繁殖並侵犯尿道黏膜或組織而引起的炎症，是常見的感染性疾病。約20%的婦女在其一生中曾患過本病，男性發病率較女性少。本病屬於中醫學「淋症」的範疇。

〔病機〕

任何致病菌都可以引起尿道感染，其中大腸桿菌約佔80%。細菌入侵泌尿道的途徑主要為上行性感染和血行感染，而尿路梗阻、泌尿系統畸形或功能異常、尿道插管及器械檢查、機體抵抗力減弱等常為本病發生的誘因或條件。

〔診斷〕

其主要症狀為尿頻、尿急、尿痛，腎盂腎炎尚可見寒顫，高熱及腰痛。

〔治療〕

處方 1 瓦松洗劑薰洗會陰部

主治：尿路感染。

配方：瓦松 80 克。

用法：將上藥加水 2000 毫升，煎煮 30 分鐘，取汁薰洗會陰部，每次 30 分鐘，每日 1 劑，洗 2 次，10 日為 1 療程。

功效：清熱利濕，通利膀胱。

適應：小便頻急、灼熱刺痛、點滴而下、小腹脹痛的尿路感染患者。

療效：據報導，用本方治療 20 例，均獲得滿意的治療效果。

處方 2 茅根湯洗浴全身

主治：泌尿道感染。

配方：白茅根、車前草、馬齒莧各 100 克。

用法：將上藥加水 3000 毫升，煎沸 30 分鐘後，取汁，再加入熱水 3000 毫升，洗浴全身，每次30 分鐘，每日 1 次，每劑藥可用 2 次，7 日為 1 療程。

功效：清熱利尿。

適應：小便頻數、尿色黃、灼熱刺痛等症狀的泌尿道感染患者。

療效：用本方治療 5 例，均收到明顯的療效。

處方 3 黃柏苦參湯薰洗會陰

主治：尿路感染。

配方：黃柏、苦參、土牛膝、車前子、地骨皮、土茯苓、蛇床子各10克，枯礬6克。

用法：上藥加水3000毫升，浸泡5分鐘後，煎沸30分鐘，取藥汁倒入盆內先薰會陰然後再坐洗會陰。每次30分鐘，每日1劑，洗2次，10日為1療程。

功效：清熱利濕，解毒通淋。

適應：尿頻、尿急、尿痛反覆發作、口乾口苦、女子帶下色黃腥臭、陰部瘙癢的尿路感染患者。

療效：據報導，9例用本方治療2個療程，7例基本治癒，2例療效明顯。

十八、糖尿病

〔概述〕

糖尿病是由於體內胰島素分泌的絕對或相對不足而引起以糖代謝紊亂為主的全身性疾病。本病多發生於中年以後，男性發病率略高於女性。糖尿病相當於中醫學中「消渴」病範疇。

〔病機〕

糖不能被身體組織利用而滯留血中，血糖升高，糖由腎排出，即產生糖尿。

〔診斷〕

主要症狀是多尿、多喝、多吃、消瘦，重者糖代謝紊亂，繼而引起蛋白質和脂肪代謝失調，致使脂肪代謝中間產物酮體在體內滯留過多，引起酸中毒或昏迷。會併發癰疽、白內障等。

〔治療〕

處方 1 黃連煎薰洗全身

主治：糖尿病。

配方：黃連 50 克。

用法：上藥加水 2500 毫升，煎煮 30 分鐘，取汁倒入盆中，兌入熱水 3500 毫升，浸泡洗浴全身。每次 30 分鐘，每日洗 2 次，15 日為 1 個療程。

功效：清熱，瀉火，解毒。

主治：多食易饑、口渴多飲、形體消瘦的糖尿病患者。

療效：連治 3 個療程，有明顯療效。

處方 2 黃精地骨皮湯浸洗全身

主治：糖尿病。

配方：黃精、地骨皮各 30 克。

用法：上藥加水 3000 毫升，浸泡 20 分鐘，煎沸 30 分鐘，取汁倒入盆中，兌入 3000 毫升溫水，浸洗全身。每次 30 分鐘，每日 1 劑，浸洗 1 次，15 日為 1 療程。

功效：滋養陰精，清熱瀉火。

適應：煩渴引飲、小便頻數、量多、腰膝酸軟、形體消瘦的糖尿病患者。

療效：連治 2 個療程，有明顯療效。

十九、面神經炎

〔概述〕

面神經炎乃面神經的急性非化膿性炎症，以引起同側的周圍性面神經麻痹為特徵。任何年齡均可能發病，但以青壯年多見。本病中醫學稱為「口喎」、「卒口僻」等。

〔病機〕

本病確切病因未明，部分患者在著涼或頭面受冷風吹拂後發病。

〔診斷〕

突然起病，往往在晨起洗漱時發現口角漏水，或進食時食物存積於齒頰間。有的起病前同側耳區或面部疼痛。病側閉目不全，淚液外溢，皺額、蹙眉不能，鼻唇溝平坦，嘴歪向健側，面肌運動時，患側向健側的牽引更為明顯，鼓腮、吹口哨不能，舌前2／3味覺障礙。

〔治療〕

處方1 椰樹皮湯薰洗面部

主治：面癱。

配方：鮮椰樹皮120克。

用法：上藥加清水2000毫升，煎煮30分鐘後，取汁倒入臉盆內，薰洗患側面部。每次50分鐘，每日1劑，洗2次，連3劑為1療程。

功效：祛風通絡。

適應：淚液外溢、明顯鼓腮的面癱患者。

療效：治療面癱 20 例，11 例痊癒，6 例顯效，3 例無效。

處方 2 加味薄荷湯薰洗面部

主治：周圍性面神經炎。

配方：薄荷、艾葉、荊芥、前胡各 15 克。

用法：上藥加清水 2000 毫升，煎沸 30 分鐘，取汁薰面部患側後，再洗患側面部。每次薰洗 30 分鐘，每日 1 次，3 日為 1 療程。

功效：祛風通絡。

適應：口眼喎斜的面神經炎患者。

療效：治療 8 例，全部治癒。

二十、風濕性關節炎

〔概述〕

風濕性關節炎是因感受風寒濕邪引起的以肢體關節疼痛、酸楚、麻木、重著以及活動障礙為主要症狀的疾病。臨床上具有漸進性反覆發作的特點。屬於中醫學的「痹症」範疇。

〔病機〕

本病病機主要是因氣血痹阻不通、筋脈關節失去濡養所致。

〔診斷〕

肢體、關節疼痛，酸楚，麻木，重著，活動障礙。初起發熱汗出，口渴，咽紅痛，全身不適，繼而關節疼痛固定一處或游走性疼痛腫脹。

〔治療〕

處方 1 散風活絡湯薰洗患處

主治：風濕性關節炎。

配方：八角楓鮮葉 30 克，紫蘇 30 克，水芹菜 30 克。

用法：將上藥加水 2000 毫升，煮沸 30 分鐘取汁，薰洗患處。每次 20 分鐘，每日 2 次，10 日為 1 療程。

功效：散風活絡，舒筋活血。

適應：關節游走疼痛、局部畏風的風濕性關節炎患者。

療效：據報導，用該方治療 15 例，痊癒 4 例，顯效 8 效，有效 2 例，無效 1 例。

處方 2 加味乾薑湯薰洗患處

主治：風濕性關節炎。

配方：乾薑 60 克，乾辣椒 30 克，生烏頭、宣木瓜各 20 克。

用法：上藥加水 2000 毫升，煮沸 30 分鐘，取汁倒入盆內，薰蒸患處後再洗患處。每次 30 分鐘，每日 1 劑，薰洗 2 次，連續薰洗 15 日為 1 療程。

功效：溫經散寒，通絡止痛。

適應：肢體關節疼痛劇烈、痛有定處、喜熱熨、痛處皮膚不紅的風濕性關節炎患者。

療效：用該方治療 5 例，3 例痊癒，1 例有效，1 例無效。

二十一、類風濕關節炎

〔概述〕

類風濕關節炎是以慢性對稱性多關節炎為主的一種全身性疾病，多發生於青壯年女性。其臨床特點是慢性進行性對稱性小關節疼痛，晨僵，早期具游走性，關節軟組織呈梭形腫脹，漸致關節僵硬畸形、強直、功能障礙，會有紅、腫、熱現象，伴咀嚼疼痛。本病相當於中醫學中「痹症」範疇。

〔病機〕

病因尚未肯定。

〔診斷〕

先有乏力、低熱、體重減輕等症狀，幾週後出現關節痛，呈游走性、對稱性，多從四肢遠端小關節開始，病變可擴展至肘、膝等中等關節。受累關節呈梭形腫脹，清晨僵硬，活動受限，逐漸功能喪失，出現類風濕結節，關節畸形等。

〔治療〕

處方 1 桑根湯薰洗手腳

主治：類風濕性關節炎。

配方：桑樹根 500 克。

用法：將桑樹根加水 1500 毫升，煎沸 30 分鐘，取汁薰洗雙手和雙腳。每次薰洗 30 分鐘，每日 1 劑，洗

2次，15日為1療程。

功效：祛風除濕，通絡止痛。

主治：關節腫脹疼痛、僵硬的類風濕性關節炎患者。

療效：連治2～3個療程，基本治癒。

處方2 蠲痹止痛湯浸洗患處。

主治：類風濕性關節炎。

配方：生川烏、生草烏、生馬錢子、透骨草、莪朮、制乳香、制沒藥、制南星、威靈仙、桑寄生、皂角刺各15克，酒當歸20克，細辛、仙靈脾各10克。

用法：上藥研為粗末，裝布袋，加水3000毫升煎沸30分鐘，取汁，浸洗患處。每次20分鐘，每日1劑，浸洗2次，10日為1療程。

功效：溫經散寒、活血通絡、蠲痹止痛。

適應：肢體關節冷痛、部位固定、遇寒痛增、筋脈拘攣、僵硬麻木、關節變形的類風濕性關節炎患者。

療效：據報導，用本方浸洗2～3個療程18例，9例痊癒，7例顯效，1例有效，1例無效。

二十二、痛風

〔概述〕

痛風係嘌呤代謝紊亂所引起的疾病，以中年男性較多見，其臨床特點以急性或慢性痛風性關節炎伴反覆急性發作、血液尿酸濃度增高等。本病相當於中醫學中

「歷節病」範疇。

〔病機〕

痛風是由於血清尿酸水平升高，尿酸鹽以結晶形式沉積於組織所造成的嘌呤代謝障礙性疾病。表現有急慢性痛風性關節炎、關節畸形、痛風石、腎結石和腎臟病變。

〔診斷〕

無症狀期歷時較久，僅有血尿濃度增加。急性關節炎多見於原發性痛風，起病急，拇指、踝、膝、腕、肘和手足小關節紅腫、灼熱和疼痛，感覺過敏，活動受限，伴畏寒、發熱、頭痛、乏力。夜間發作，天明熱退痛解。關節炎首次發作後，緩解數月至數年後又反覆發作，間歇縮短，經 5～40 年形成慢性痛風，關節畸形和僵硬，局部發癢伴脫屑，皮下組織可有痛風石出現。慢性期約 1／5 有尿酸鹽腎結石、腎盂腎炎、腎功能不全等。常伴有糖尿病、肥胖、動脈硬化、高血壓病等。

〔治療〕

處方 1 樟木屑湯薰洗雙腳

主治：痛風。

配方：樟木屑 1000 克。

用法：上藥用 5000 毫升水，煎沸 30 分鐘，取汁倒入腳盆內，薰洗雙腳。每次 60 分鐘，每日 1 次，10 日為 1 療程。

功效：祛風除濕，溫經通絡。

適應：局部紅腫、筋脈拘攣的痛風患者。

療效：照此方治療痛風 3～4 個療程，可基本痊癒。

處方 2 痛風寧薰洗患處

主治：痛風關節炎。

配方：馬錢子、生半夏、艾葉各 20 克，紅花 15 克，王不留行 40 克，制大黃、海桐皮各 30 克，蔥鬚 3 根。

用法：上藥加水 3000 毫升，煎沸 40 分鐘，取汁薰洗患處。每次 30 分鐘，每日 2 次，連續薰洗 10 日為 1 療程。

功效：祛風除濕，通絡清熱，消腫定痛。

主治：關節疼痛劇烈、局部紅腫、筋脈拘攣、活動不利的痛風關節炎患者。

療效：有效率 100%。

第二節　外科疾病

一、癤

〔概述〕

癤通常是葡萄球菌引起的一種毛囊或皮脂腺的化膿性炎症，俗稱癤子、火癤或白頭老。小者無顯著的全身症狀，大者會引起發冷發燒。一般多發生於夏季，任何部位都可能發生，而以頭面、背及腋下為多見。

〔病機〕

是由葡萄球菌引起的在皮膚淺表部位的急性化膿性疾患。

〔診斷〕

開始呈鮮紅色圓錐形、高出皮面的毛囊性丘疹，逐漸增大，形成結節腫脹，觸堅硬，以後頂端化膿，中心形成黃白色膿栓。未化膿時疼痛劇烈，潰後疼痛減輕，伴發熱惡寒等全身症狀。其主要特徵是色紅、灼熱、疼痛、突起根淺，膿勢局限，膿出即癒。

〔治療〕

處方 1 加味三黃劑淋洗患處

主治：癤腫。

配方：黃連 15 克，黃柏、黃芩、生地、山梔、大黃、生石膏各 30 克，冰片 5 克。

用法：生石膏加水 2000 毫升，煮沸 20 分鐘後，再放入其他藥（冰片暫不放入），煎沸 5 分鐘，取汁倒入盆內，再放入冰片，用藥汁淋洗或浸洗患處。每次洗 30 分鐘，每日 2 次，5 日為 1 療程。

功效：清熱解毒，瀉火消腫，涼血滋陰。

適應：頸、背、臀局部皮膚紅腫熱痛的癤腫患者。

療效：一般用此方治療 2～4 日可獲療效。

處方 2 荷葉扁豆洗劑洗患處

主治：暑癤。

配方：荷葉、扁豆葉、藿香、蒲公英各15克。

用法：上藥加水2000毫升，煮沸20分鐘後，取汁淋洗或浸洗患處。每次20分鐘，每日1劑洗2次，5日為1療程。

功效：消腫解毒，清暑祛濕。

適應：皮膚局部腫痛，根淺範圍局限，寒熱頭痛，全身不適的暑癤患者。

療效：一般按此法連續治療1個療程可癒。

處方3 清熱消腫湯淋洗患處

主治：痱癤。

配方：野菊花、嫩苦參、千里光各15克。

用法：上藥加水1500毫升，煎沸10分鐘，取汁倒入盆內，淋洗或浸洗患處15分鐘。每日早、中、晚各洗1次，每日1劑，連洗4～5天。

功效：清熱解毒，燥濕消腫。

適應：小兒滿頭痱癤。

療效：一般連洗4～5天可獲療效。

處方4 野菊銀花湯浸洗患處

主治：癤瘡。

配方：野菊花50克，銀花50克，紫花地丁30克，黃芩30克，大黃30克，紅花30克，皂角刺30克。

用法：上藥加水2000毫升，煮沸30分鐘，取汁倒入盆內浸洗患處。每次20分鐘，每日1劑，洗3次，連洗4日為1療程。

功效：清熱解毒，通絡消腫。

適應：皮膚紅、腫、熱痛的癤瘡患者。

療效：一般洗1個療程可治癒。

二、癰

〔概述〕

癰是發生於皮肉間多個相鄰的毛囊和皮脂腺的急性化膿性感染。好發於項、背部，以中老年人及糖尿病人為多見。

〔病機〕

由於身體虛弱、貧血或糖尿病等所致。

〔診斷〕

初起微紅灼熱，迅速向周圍擴大，劇痛，表面堅硬，邊界不清，壓痛明顯，附近淋巴結腫大，伴高熱、畏寒、頭痛、心煩等。

〔治療〕

處方1 公英苦參加味劑淋洗患處

主治：各種癰。

配方：蒲公英30克，苦參、黃芩、連翹、赤芍、白芷、木鱉子各15克，花椒5克。

用法：上藥加水3000毫升，煮沸30分鐘，取汁倒入盆內淋洗患處。每次30分鐘，每日1劑，洗3次連洗7日為1療程。

功效：清熱解毒，通絡消腫，涼血散結。

適應：局部腫塊成膿後難潰，紅、腫、熱痛較劇的癰患者。

療效：10 例用此方治療 2～3 個療程，6 例痊癒，4 例有明顯的療效。

處方 2 黃花野菊湯薰洗瘡口

主治：癰。

配方：一枝黃花 60 克，野菊根 30 克。

用法：上藥加醋 1500 毫升煎沸 15 分鐘，取汁倒入盆內，趁熱薰蒸瘡口，然後再用藥汁洗瘡口。每次 30 分鐘，每日 1 劑，薰洗 3 次，7 日為 1 療程。

功效：清熱解毒，消腫止痛。

適應：癰腫潰後腐肉不脫的患者。

療效：按此法治療 1～2 個療程可治癒。

處方 3 當歸黃芪湯淋洗患處

主治：癰。

配方：當歸、黃芪、天花粉、麥冬、漏蘆、蒲公英、皂角刺各 30 克。

用法：上藥加水 2500 毫升，煎煮 30 分鐘取汁倒入盆內淋洗患處。每次淋洗 30 分鐘，每日 1 劑，洗 3 次，10 日為 1 療程。

功效：益氣養陰，清熱解毒，消癰通絡。

適應：局部瘡面灰暗，腫勢平塌，瘡口乾枯無膿的癰患者。

療效：一般按此法治療2個療程可治癒。

三、疔瘡

〔概述〕

疔瘡是一種常見的急性化膿性感染。發病迅速，病情重，隨處可生，多發於顏面和手足等處。本病如治療不及時，細菌可進入血液，發生敗血症。中醫學稱為「走黃」。常有生命危險。

〔病機〕

由急性化膿感染所致病。

〔診斷〕

初期皮膚有粟米樣瘡頭，或癢或麻，繼則紅腫熱痛，頂突根深堅硬。中期，腫形漸大，疼痛加劇，膿頭出現。後期，頂高根軟膿潰，疔根隨膿外出，隨即腫消，痛止而癒。

〔治療〕

處方1 拔毒生肌劑浸洗患處

主治：蛇頭疔（即：手足疔）。

配方：茶子麩100克，蜈蚣3條（研末），梘水20克。

用法：上藥加醋300毫升，煎沸20分鐘，取藥汁倒入盆內，浸洗患處。每次30分鐘，每日熱浸洗泡2～3次，7日為1療程。

功效：消腫止痛，拔毒生肌。

適應：蛇頭疔患者。

療效：一般用藥浸洗後未成膿者可癒，已成膿者潰後即癒，療效甚佳。

處方 2 赤小豆湯淋洗患處

主治：疔瘡（淋巴管炎）。

配方：赤小豆 120 克，大黃 30 克。

用法：上藥加水 300 毫升煎沸 30 分鐘，取汁倒入盆內，淋洗患處。每次 20 分鐘，每日 1 劑，洗 3 次，7 天為 1 療程。

功效：清熱消腫，解毒排膿，活血化瘀。

適應：疔瘡疼痛難忍，紅腫熱痛患者。

療效：一般用藥洗 4～5 天初期可治癒。中晚期潰後即癒。

處方 3 巴蕉石菖蒲湯薰洗患處

主治：紅絲疔（走黃）。

配方：巴蕉樹乾 1500 克，石菖蒲根葉 100 克。

用法：上藥加水 2000 毫升，煮沸 30 分鐘，取汁倒入盆內，趁熱薰蒸患處，然後再浸洗患處，每次 30 分鐘，每日 1 劑，薰洗 2～3 次，7 日為 1 療程。

功效：消腫祛毒，理氣活血，散風去濕。

適應：紅絲疔患者。

處方 4 解毒散結湯浸洗患處

主治：一切急性化膿性感染疾病的初期。

配方：苦參、黃柏、蛇床子各 10 克，威靈仙 15

克，蒲公英 20 克，地丁 30 克，冰片 0.5 克。

用法：前 6 味加水 2000 毫升煎沸 30 分鐘，取汁倒入盆內，再加入冰片，浸洗患處。每次 30 分鐘，每日 1 劑洗 2～3 次，7 日為 1 療程。

功效：清熱燥濕，解毒散結，止痛止癢。

適應：紅腫熱痛未破潰者或破潰患者。

療效：一般照此法治療 1 個療程可癒。

四、膿　腫

〔概述〕

膿腫是由化膿性細菌所引起的感染化膿。分為皮下和深部軟組織膿腫兩類。

〔病機〕

膿腫是由化膿性細菌通過破損的皮膚或黏膜侵入組織內而發生的。常見致病菌多為金黃色葡萄球菌、肺類球菌、大腸桿菌等。

〔診斷〕

淺表膿腫，局部有紅、腫、熱、痛的表現，浸潤塊邊緣不清楚，有明顯觸痛。深部膿腫開始時，多半只有局部疼痛和觸痛，有時局部可以摸到不十分清楚的腫塊，但全身症狀和患部的運動障礙均較明顯。

〔治療〕

處方 1 蜂房洗劑浸洗患處

主治：皮下和深部組織膿腫。

配方：露蜂房 30 克。

用法：上藥加水 1000 毫升，煎沸 15 分鐘，取汁倒入盆內，浸泡創面患處。每次 30 分鐘，每日 1 劑，浸洗 2～3 次，7 日為 1 療程。

功效：活血解毒，祛腐生肌。

適應：外傷感染，手術後傷口感染，癤、癰、燙傷、蜂窩組織炎、新生兒皮下壞疽等疾患。特別適用於膿腫已破潰、腐肉不去、新肉不生者。

療效：一般治療 1～3 個療程可癒。

處方 2 公英地丁湯薰洗患處

主治：關節膿腫。

配方：公英 60 克，地丁 40 克，夏枯草、金銀花各 30 克，黃芪20 克，丹皮、白芷各 15 克，黃連 12 克，白芷 10 克。

用法：上藥加水 2500 毫升，煎沸 30 分鐘，取汁倒入盆內薰洗患處。每次 30 分鐘，每日 1 劑薰洗 2～3 次，7 日為 1 療程。

功效：清熱解毒，消腫散結，排膿生肌。

適應：關節膿腫已化膿者。

療效：用此法治療 1～2 個療程可癒，治癒有效率達 98%。

五、蜂窩組織炎

〔概述〕

蜂窩組織炎是皮下或深部的蜂窩組織和結締組織的急性化膿性炎症。老年人多發此病。

〔病機〕

多為細菌侵害皮下或深部蜂窩組織和結締組織所致。

〔診斷〕

一般開始時有輕微的紅腫，半天或一天後紅腫的範圍迅速擴大，疼痛加劇，紅腫的邊緣和正常的皮膚無明顯的界限，多伴有發冷、發燒、頭痛、全身不適、食慾不振等症狀。

〔治療〕

處方 1 白及松香劑淋洗患處

主治：蜂窩組織炎。

配方：白及 60 克，松香 30 克。

用法：將上藥加水 300 毫升，煎沸 10 分鐘取藥汁倒入帶細眼的噴頭嘴的噴壺內，不斷地淋洗患處。用過的藥水不宜再用，需另加水再煎後取汁再用。本劑可重煎 3 次。每日 1 劑，洗 2～3 次，每次 20 分鐘左右，連洗 7 日為 1 療程。

功效：祛風燥濕，排膿拔毒，消腫生肌。

適應：發燒、全身不適、不易收口的蜂窩組織炎患者。

療效：用此法治療 1～2 個療程可治癒。治癒率 99%。

處方 2 絲瓜原汁沖洗患處

主治：蜂窩組織炎。

配方：鮮絲瓜數個。

用法：將絲瓜洗淨切碎，搗爛絞汁，頻頻沖洗患處。每日 3 次，7 日為 1 療程。

功效：清熱解毒，消腫涼血。

適應：瘡口深而不斂的患者。

療效：用此法治療，一般 1～2 個療程可癒。

六、褥　瘡

〔概述〕

褥瘡為一種壓迫性潰瘍。因久著席褥而生瘡，故稱褥瘡，又稱席瘡。

〔病機〕

本病是因身體局部長期受壓、影響血液循環、以致皮膚組織營養障礙、組織壞死而致。病變可累及皮膚、皮下組織、肌肉直至骨部。

〔診斷〕

本病多見於癱瘓病人或長期臥床患者，好發於背部、尾骶、足跟等骨突出部位。受壓皮膚初呈蒼白、灰白色，繼則暗紅色斑片，界限清，中央色深，發展迅速，也可於紅斑上發生水泡，處理不及時發展成潰瘍，創面蔓延擴大深達肌肉骨骼。潰瘍上見灰色假膜壞死，不易收口、膿液稀薄臭穢。

〔治療〕

處方 1 無花果樹葉湯浸洗患處

主治：褥瘡。

配方：無花果樹葉適量。

用法：取上藥加水適量，煎沸 10 分鐘，取汁倒入盆內浸洗患處。每次洗 30 分鐘，每日洗 2 次，7 日為 1 療程。

功效：消腫解毒。

適應：褥瘡患者。

療效：一般用此法治療 1～2 個療程可癒。

處方 2 千里光湯淋洗瘡面

主治：褥瘡。

配方：千里光 200 克。

用法：上藥加水 1000 毫升，煎沸 15 分鐘，取汁倒入帶有細眼的噴嘴頭噴壺內，淋洗瘡面，每次淋洗 20 分鐘，每日洗 2～3 次，7 日為 1 療程。

功效：清熱解毒。

適應：褥瘡患者。

療效：一般此法治療 1～2 個療程可癒。

七、丹 毒

〔概述〕

丹毒是一種突然皮膚鮮紅、色如塗丹、迅速蔓延的一種急性感染性疾病。發生於身體任何部位，多見於腿脛、頭面，如不根治，常會反覆。

〔病機〕

丹毒是由於鏈球菌侵入皮內所引起的一種傳染性急性炎症。炎症主要在皮膚層，一般不化膿。

〔診斷〕

本病多發生於老年體弱者及嬰兒。其主要症狀為突然發冷、發熱、頭痛和全身不適。患處皮膚發紅、擴展很快。局部有灼熱和疼痛感；有時有水泡，紅腫區邊緣稍突起，與正常皮膚有明顯的界限。

〔治療〕

處方 1 馬齒莧湯擦洗患處

主治：丹毒。

配方：馬齒莧 100 克（鮮馬齒莧 500 克）。

用法：將上藥加水 2000 毫升，煎煮 20 分鐘（鮮藥煮 10 分鐘），取汁倒入盆內，用乾淨紗布蘸藥水擦洗患處。每次 30 分鐘，每日洗 3 次，5 日為 1 療程。

功效：清熱解毒，涼血止血。

適應：適於各型丹毒患者。

療效：一般用此法治療 3～5 天可治癒。

處方 2 紫草防風湯擦洗患處

主治：慢性丹毒。

配方：紫草、防風、紫荊皮各 25 克，升麻、赤芍各 50 克，貫眾 10 克，當歸、白芷各 100 克。

用法：將上藥加水 1500 克，煎沸 30 分鐘，取汁倒入盆內，用紗布蘸藥汁擦洗患處。每次洗 30 分鐘，每日洗 2 次，連洗 4～5 日為 1 療程。

功效：清熱涼血，活血解毒，祛風解表。

適應：經常反覆的丹毒患者。

療效：連續治療 1 個療程可癒，治癒率 98%。

八、血栓性靜脈炎

〔概述〕

血栓性靜脈炎，與中醫學的「惡脈」、「青蛇毒」相似。血栓性靜脈炎有淺、深之別。淺者多見於四肢淺靜脈和胸腹壁淺靜脈。深者的發病部位多數在下肢和骨盆內靜脈，上腔和下腔靜脈也會發生，但極少見。

〔病機〕

本病是由感染所引起的皮下血栓性靜脈發炎，在靜脈徑路上有發紅的索狀炎性腫物。

〔診斷〕

一般來說， 在血栓性靜脈炎形成時，體溫升高，脈搏加速，局部炎症徵象較嚴重，可出現索狀紅柱。

〔治療〕

處方 1 蘇木加味湯薰洗患處

主治：淺靜脈炎初期。

配方：蘇木 45 克，銀花、蒲公英、當歸、蔥鬚、桑枝各 30 克，紅花、芒硝、明乳香、明沒藥各 15 克。

用法：上藥共研粗末，加水 2500 毫升，煎沸 30 分鐘取汁倒入盆內，薰洗患處。每次 30 分鐘，每日 1 劑洗 2 次，10 日為 1 療程。

功效：活血化瘀，消腫止痛。

適應：淺靜脈炎初期的患者使用。

療效：按照此法治療 1～2 個療程可癒。

處方 2 桑枝芒硝加味湯薰洗患處

主治：深靜脈炎腫脹。

配方：桑枝、芒硝、苦參、蘇木、當歸、透骨草各 30 克，紅花 15 克。

用法：上藥共研粗末，加水 2500 毫升，煎沸 30 分鐘，取汁倒入盆內，薰洗患處，每次薰洗 40 分鐘，每日 1 劑，薰洗 1～2 次，10 日為 1 療程。

功效：活血通絡，消腫止痛。

適應：深靜脈炎腫脹嚴重者。

療效：按此法治療 2 個療程可治癒。治癒率在 90% 以上。

九、下肢慢性潰瘍

〔概述〕

下肢慢性潰瘍是指小腿下部內外側潰爛不易收斂的疾病。好發於長期從事站立工作患靜脈曲張的患者，亦有因損傷而致者。本病相當於中醫學的「臁瘡」。

〔病機〕

下肢慢性潰瘍是由於下肢靜脈曲張而引起的，少數是因為外傷後感染而引起的。

〔診斷〕

小腿下部內外臁潰瘍，可繼局部先癢後痛，漫腫色紅，破潰或筋脈橫解，復因蟲咬抓磕破損而成。潰瘍呈灰白或暗紅色，表面可有膿苔，滋水穢濁，日久邊緣隆起，周圍皮膚紅黯，漫腫，會伴濕疹；易於復發。

〔治療〕

處方 1 女貞葉湯薰洗患處

主治：下肢潰瘍。

配方：女貞葉 250 克。

用法：上藥加水 2000 毫升煎沸 15 分鐘，取汁倒入盆內，薰蒸患處，然後再沖洗患處。每次 30 分鐘，每日 2 次，連洗 10 日為 1 療程。

功效：祛風，消腫，止痛。

適應：下肢潰瘍的患者使用。

療效：一般用此法治療 1 個療程可獲明顯療效，2～3 個療程可治癒，治癒率 89%以上。

處方 2 馬蒲黃青劑薰洗患處

主治：慢性下肢潰瘍。

配方：馬齒莧 60 克，蒲公英 30 克，大黃、黃柏各 30 克，大青葉 30 克，冰片 5 克。

用法：前 5 味藥加水 3000 毫升，煎沸 25 分鐘，取汁，倒入盆內，再加入冰片，趁熱薰蒸患處，然後取紗布蘸藥汁沖洗患處。每次30分鐘，每日洗2～3次，10日為1療程，每劑可連用2日。

功效：清熱解毒利濕。

適應：病初局部紅腫、潰破滲液較多的慢性下肢潰瘍者。

療效：一般治療1～2個療程可癒，治癒率在97.8%以上。

處方3 清熱斂瘡湯薰洗患處

主治：慢性下肢潰瘍。

配方：田邊菊60克，七葉一枝花30克，羊蹄草30克，土黃連30克，土黃柏30克，苦參30克，明礬30克。

用法：將前6味藥加水2500毫升，煎沸20分鐘，取汁倒入盆內，加入明礬，趁熱薰蒸患處，然後取紗布蘸取藥液反覆沖淋患處。每次30分鐘，每日1劑，薰洗2次，10日為1療程。

功效：清熱燥濕，斂瘡生肌。

適應：下肢局部癢痛交作，漫腫不紅，瘡面腐暗而流膿液的慢性下肢潰瘍者。

療效：據報導，用此方治療18例，9例痊癒，8例好轉，1例無效。

十、化膿性骨髓炎

〔概述〕

化膿性骨髓炎是腎組織的化膿性感染。分為急性和慢性兩類，前者相當於中醫學的「附骨癰」，後者相當於中醫所指「附骨疽」。

〔病機〕

本病致病原因75%為金黃色葡萄球菌；10%為溶血性鏈球菌，其餘為肺炎雙球菌、大腸桿菌、傷寒桿菌或綠膿桿菌等感染所致，通過血液循環，使細菌從身體其它部位的感染到達骨組織，或經開放性骨折或內固定損傷處侵犯骨組織或從附近軟組織感染灶直接蔓延到骨組織而致。

〔診斷〕

急性化膿性骨髓炎：發病急，局部疼痛，全身不適，間斷寒顫，體溫急劇上升，汗出而熱不退，倦怠，食慾不振，甚至有噁心嘔吐、神昏譫語。

慢性骨髓炎：多有急性血源性骨髓炎的病史、開放性骨折或戰傷的病史。全身表現為形體瘦弱，面色皖白無華，神疲力乏，食慾不振，盜汗或自汗，五心煩熱。復發時在原患處紅、腫、熱、痛均明顯。

〔治療〕

處方1 骨髓炎洗劑薰洗患處

主治：化膿性骨髓炎。

配方：胡頹子根150克，銀花、蒲公英各60克，黃柏、大黃30克，冰片10克。

用法：前5味藥加水3000毫升，浸泡30分鐘，煎沸 25 分鐘，取汁倒入盆內，再加入冰片，趁熱薰蒸患處，然後再用紗布蘸藥汁沖洗患處。每次 30 分鐘，每日 1 劑，薰洗 2 次，10 日為 1 療程。

功效：清熱瀉火，解毒療瘡，活血止痛。

適應：初起患肢紅腫、灼熱、疼痛拒按、大便秘結、小便色黃的化膿性骨髓炎患者。

療效：據報導，用此法治 26 例，14 例治癒（僅 4 例使用了抗生素）治癒，6 例顯效，4 例好轉，2 例無效。

處方 2 清熱活血湯沖洗患處

主治：化膿性骨髓炎。

配方：忍冬藤 60 克，紫花地丁 60 克，丹參 30 克，黃柏 30 克，紅花 30 克，當歸 30 克，苦參 30 克，血竭 30 克，生甘草 15 克，明礬 30 克。

用法：上藥除明礬外加水 3000 毫升，煎沸 30 分鐘後，取汁倒入盆內，再加入明礬攪勻，用紗布蘸藥汁沖洗患處。每次 30 分鐘，每日 1 劑，洗 2～3 次，10 日為 1 療程。

功效：清熱解毒，活血化瘀，斂瘡生肌。

適應：患肢瘡口膿水淋灕，瘡色晦暗，久不收斂的化膿性骨髓炎。

療效：據報導，用此法治療 15 例，癒 6 例，顯效 5 例，3 例好轉，1 例無效。

十一、血栓閉塞性脈管炎

〔概述〕

血栓閉塞性脈管炎是一種累及中小動、靜脈的炎症和閉塞性疾病，主要侵犯四肢，尤其是下肢，病程進展緩慢且呈周期性加劇。病人絕大多數為男性，好發於青壯年。在西醫學中，本病又稱威一伯氏病或伯爾格氏病。中醫學稱「脫骨疽」。

〔病機〕

本病是由於酒類刺激、不適當的藥物（丹石）刺激、機械性損傷以及寒冷、精神抑鬱、激動、縱慾等因素而致病的。

〔診斷〕

肢端疼痛、發麻、發涼、顏色改變、間歇性跛行。晚期肢端可發生潰瘍及壞死。

〔治療〕

處方 1 溫經活血湯薰洗患處

主治：血栓閉塞性脈管炎。

配方：當歸、透骨草、桑枝、艾葉各 30 克，桂枝、防風、紅花各 15 克，川烏、槐枝、川椒 10 克，大蒜適量。

用法：上藥共研粗末，加水 2500 毫升，煎沸 20 分鐘，取汁倒入盆內薰洗患處。每次 30 分鐘，每日 1 劑，洗 2 次，連洗 10 日為 1 療程。

功效：溫經散寒，活血祛風。

適應：寒凝脈痹的血栓閉塞性脈管炎患者。

療效：一般按此法治療 1～3 個療程可癒，據報導，治癒率在 90%以上。

處方 2 溫經通脈湯薰洗患處

主治：血栓閉塞性脈管炎。

配方：雞血藤 60 克，紅花、肉桂、川牛膝、乾薑各 30 克，生川烏、生草烏、細辛各 15 克，地龍 45 克。

用法：將生川烏、草烏加水 3000 毫升，先煎沸 30 分鐘，後加入其它餘藥，共煎沸 15 分鐘，取汁倒入盆內，趁熱薰蒸患處，然後再浸洗患處。每次 30 分鐘，每日 1 劑，薰洗 2 次，10 日為 1 療程。

功效：活血溫經，散寒通絡。

適應：患肢喜暖怕冷、麻木酸痛、遇冷加重、皮色蒼白的血栓閉塞性脈管炎患者。

療效：據報導，用此方治療 28 例，治癒 12 例，顯效 9 例，好轉 5 例，無效 2 例。

註：若患肢有潰瘍或皮膚破損則忌用本方。

處方 3 化瘀通絡湯浸洗患處

主治：血栓閉塞性脈管炎。

配方：當歸、雞血藤各 60 克，桂枝、威靈仙、丹參、川牛膝、木通各 30 克，細辛、紅花各 15 克，水蛭、虻蟲各 10 克。

用法：上藥加水 3500 毫升，浸泡 40 分鐘後，煎沸 30 分鐘，取汁倒入盆內，用藥汁浸洗患肢。每次洗 40 分鐘，每天 1 劑，洗 2 次，10 日為 1 療程。

功效：活血化瘀，通絡止痛。

適應：患肢呈持續固定性疼痛、觸之發涼、局部皮膚暗紅或青紫、肢端有瘀血斑點的血栓閉塞性脈管炎。

療效：據報導，用此法治療 24 例，痊癒 8 例，顯著好轉 8 例，症狀輕者 4 例，無效 4 例。

十二、急性乳腺炎

〔概述〕

急性乳腺炎是常見的乳腺化膿性感染性疾患。常發生在產後 1～2 個月的哺乳期婦女，初產婦更為多見。發病常與排乳不暢或乳頭皸裂有關。治療不及時可形成膿腫。本病相當於中國醫學的乳癰。

〔病機〕

本病發病除產後全身抗病能力下降外，還由於乳汁淤積，金黃色葡萄球菌或鏈球菌的入侵感染所致。

〔診斷〕

輕者僅有低燒，乳房脹痛，無明顯的腫塊。重者有高燒、寒顫，乳腺腫大、跳痛，局部出現硬塊，表面紅腫，有壓痛，腋下淋巴腺腫大。

〔治療〕

處方 1 乳癰洗劑薰洗患處

主治：乳癰初起。

配方：劉寄奴、蒲公英各30克，紅花10克。

用法：上藥加水1500毫升，煎沸20分鐘，取汁倒入盆內，薰洗患處。每次30分鐘，每日1劑，洗7日為1個療程。

功效：清熱活血，散結。

適應：乳癰初起的患者。

療效：一般用此法治療1個療程可癒，治癒率在89%以上。

處方2 散結通乳湯薰洗患處

主治：急性乳腺炎。

配方：金銀花、蒲公英、野菊花各20克，芒硝200克。

用法：前3味藥加水2000毫升，煮沸20分鐘，取汁倒入盆內，再加入芒硝攪勻，趁熱薰蒸患處，待溫後用紗布蘸水擦洗患處。每次30分鐘，每日1劑，薰洗2次，10日為1療程。

功效：清熱解毒，通乳散結。

適應：急性乳腺炎患者。

療效：一般用此法治療1個療程可治癒。

處方3 黃芪山甲劑薰洗患處

主治：急性乳腺炎。

配方：黃芪、穿山甲、皂角刺、漏蘆、王不留行、連翹、銀花各15克。

用法：上藥加水 2500 毫升，浸泡 1 小時後，煎沸 30 分鐘，取汁倒入盆內，薰蒸患處，待溫後用紗布蘸藥汁擦洗患處。每次薰洗 30 分鐘，每日 1 劑洗 2 次，10 日為 1 個療程。

功效：益氣托毒，清熱排膿，行氣活血。

適應：患側乳房潰膿、紅腫疼痛、發熱不退、神疲力乏的急性乳腺炎患者。

療效：據報導，用此法治療 8 例，7 例痊癒，1 例好轉，有效率 100%。

十三、痔 瘡

〔概述〕

痔是指直腸末端黏膜下和肛管皮下靜脈叢，發生擴大曲張所形成的柔軟靜脈團。根據臨床症狀不同分內痔、外痔、混合痔。臨床以便血、疼痛腫脹為特點。

〔病機〕

本病的形成主要是由於靜脈充血，血液鬱積，靜脈內壓力增高，多是靜脈以外的原因所造成。再者是靜脈壁薄弱，失去其正常彈性，對壓力的抵抗力減低，由靜脈本身的病變所致。

〔診斷〕

出血呈便前滴血或便後出血，繼發貧血，肛門有紫紅色腫物突出，腫脹疼痛，甚至腫物脫出，不易收回。

〔治療〕

處方1 銀花公英湯薰洗患處

主治：痔瘡。

配方：銀花、蒲公英、馬齒莧各30克，白頭翁、貫眾各15克。

用法：將上藥加水2500毫升，煮沸20分鐘，取汁倒入盆內，先薰蒸患處，再坐洗。每次薰洗30分鐘，每日1劑，薰洗2次，10日為1療程。

功效：清熱解毒，消腫止痛。

適應：痔核紅腫、疼痛、糜爛、滲液的痔瘡患者。

療效：據報導，用該法治療各種痔瘡，均基本治癒，治癒率為98.3%。

處方2 五倍子加味湯薰洗患處

主治：痔瘡。

配方：五倍子、桑寄生、蓮房、魚腥草、生槐角、淨樸硝各30克，荊芥、威靈仙各15克。

用法：上藥除樸硝外，加水2000毫升，煮沸20分鐘，去渣取藥液，倒入盆內，加樸硝攪勻溶解，先薰蒸肛門，待溫後再坐洗。每次30分鐘，每日1劑，薰洗2次，10日為1療程。

功效：活血消腫，收斂止血，止痛止癢。

適應：痔核脫出、表面色暗糜爛、有黏液滲出、局部腫痛、瘙癢、大便出血的痔瘡患者。

十四、肛 裂

〔概述〕

肛裂是肛管齒線以下深及全層的皮膚裂隙，實際上是一種感染性潰瘍，呈梭形或橢圓形，絕大多數位於肛管後方正中線處，少數在肛管前方，在肛管未擴張的狀況下，外表似一狹長的深裂隙。

〔病機〕

肛裂是由於糞便乾硬使肛管皮膚損傷而發生裂口。多發生在肛門後側。

〔診斷〕

大便時疼痛，便後尚有持續疼痛，達數小時之久，並有少量出血。若兩手輕輕分開肛門後即可見到肛裂。一般新鮮肛裂創面較淺，呈鮮紅色；陳舊肛裂創面較深，邊緣較厚，底硬，肛裂外面常形成皮贅。

〔治療〕

處方 1 肛裂癒湯薰洗肛門

主治：肛裂。

配方：荊芥、防風、花椒各 60 克，透骨草、陳艾葉各 90 克，絲瓜絡、椿根皮各 15 克。

用法：上藥加水 3000 毫升，煮沸 20 分鐘，取汁倒入盆內，趁熱薰蒸肛門，待溫後坐洗肛門，每次薰洗 40 分鐘，每日 1 劑，薰洗 2～3 次，10 日為 1 療程。

功效：祛風除濕，化瘀通絡，止血止痛。

適應：肛門褶紋破裂潰爛，周期性疼痛，瘙癢腫脹等肛裂的患者。

療效：據報導，用此法治療 64 例，治癒 22 例，有效 38 例，4 例無效。

處方 2 肛裂寧湯薰洗肛門

主治：肛裂。

配方：鮮臭蒲根 60 克，乳香、沒藥、白及、紅花、赤芍各 12 克，冰片、樟腦各 3 克。

用法：將臭蒲根搗成絨狀，與其它藥混合，加水 1000 毫升，煮沸 5 分鐘，倒入盆內，趁熱薰蒸患處，待溫再坐洗肛門。每次 40 分鐘，每日 1 劑，洗 2～3 次，10 日為 1 療程。

功效：治裂止痛，解毒散瘀，消腫活血。

適應：肛門褶紋破裂、疼痛、出血的肛裂患者。

療效：一般用藥 1 個療程均可治癒。據報導，此法治癒率在 95.7%以上。

第三節　骨傷科疾病

一、軟組織損傷

〔概述〕

軟組織損傷是指各種外來暴力或慢性勞損等原因所造成的損傷，簡稱為「軟傷」。傳統上又稱之為

「筋傷」。屬於中醫學傷科範疇。

〔病機〕

本病是肢體受外力扭轉、牽拉後，關節超過其正常活動範圍而引起關節周圍軟組織損傷或是軟組織受外力直接作用而引起的損傷，其主症為瘀血、疼痛和功能障礙。急性損傷早期腫痛明顯；慢性損傷和陳舊損傷，則往往是疼痛。

〔診斷〕

病前有跌打、閃挫、拳擊、扭傷等外力致傷史。損傷部位紅腫、疼痛、皮下瘀血等。

〔治療〕

處方 1 舒筋活血湯浸洗患處

主治：軟組織損傷。

配方：桃仁、丹參、伸筋草、豨薟草、透骨草、木瓜、地龍各 30 克，柴胡、當歸各 20 克，防風、荊芥、紅花各 15 克，甘草 10 克。

用法：上藥加水 2500 毫升，浸泡 1 小時，再煎沸 30 分鐘，取汁倒入盆內，待溫後浸洗患處。每次 30 分鐘，每日 1 劑，浸洗 2～3 次，4 日為 1 療程。

功效：舒筋活血，消腫止痛。

適應：挫閃所致的軟組織損傷 2 天以後的患者。

療效：一般用此法治療 3～4 天可收到明顯的療效，最多 7 天可痊癒。

處方 2 活血散瘀煎薰洗患處

主治：軟組織損傷初期。

配方：劉寄奴、蘇木、紅花、丹參、赤芍、防風、益母草、透骨草、五加皮、獨活、花椒、薑黃各15克。

用法：將上藥共研粗末，用紗布袋裝入，紮口，加清水2000毫升，煎沸30分鐘，取汁倒入盆內，趁熱薰洗患處。每次30分鐘，每日1劑薰洗2~3次，5日為1療程。

功效：活血散瘀、消腫止痛。

適應：軟組織損傷初期，局部瘀血腫脹疼痛者。

療效：一般用此法治療4日可癒。

處方3 活血通絡劑薰洗患處

主治：陳舊軟組織損傷。

配方：川烏、草烏、蒼朮、獨活、桂枝、防風、艾葉、劉寄奴、透骨草、伸筋草、紅花、花椒各15克。

用法：上藥共研粗末，用紗布袋裝入，紮口，加清水2000毫升，煎沸30分鐘，取汁倒入盆內，趁熱薰蒸患處，待溫後再浸洗患處。每次30分鐘，每日1劑，薰洗2次，連洗7日為1療程。

功效：溫經散寒，活血通絡。

適應：軟組織損傷日久、局部腫硬發涼、關節活動功能障礙者。

療效：一般按此法治療1個療程，可獲明顯療效。

處方 4 海桐豨薟劑薰洗患處

主治：下肢局部軟組織損傷，攣縮疼痛。

配方：海桐皮、豨薟草、透骨草、三棱、莪朮、秦皮、牛膝、紅花、黃柏各 15 克，透骨草、尋骨風、路路通、甘松各 30 克。

用法：上藥加水 2500 毫升，煎沸 30 分鐘，取汁倒入盆內，趁熱薰蒸患處，待溫後再浸洗患處。每次 30 分鐘，每日 1 劑，薰洗 2～3 次，連洗 7 日為 1 療程。

功效：活血通絡，消腫止痛，祛風除濕。

適應：下肢局部軟組織損傷，攣縮疼痛，肌筋黏連患者。

療效：一般用此法治療 1 個療程，可獲明顯療效。

二、頸部扭挫傷

〔概述〕

頸部扭挫傷是指因各種暴力使頸部過度扭轉，或受暴力衝擊引起的頸部軟組織損傷。臨床中損傷部位好發於胸鎖乳突肌、斜方肌上部、斜角肌、頸夾肌及頭長肌等，尤其以胸鎖乳突肌及斜方肌上部多見。

〔病機〕

由於跌撲、扭鬥、嬉鬧、使頸部突然扭轉或前屈後伸而受傷。

〔診斷〕

有明顯損傷史，輕者出現疼痛，無明顯腫脹，重者局部疼痛之外，出現局部腫脹，頸部活動受限呈僵直狀，或側偏。

〔治療〕

處方 1 扭傷癒煎劑薰洗頸部

主治：頸部扭傷。

配方：透骨草、忍冬藤各 30 克，伸筋草、牛膝各 15 克，紅花、赤芍、當歸、蘇木、白芷、海銅皮、黃柏各 10 克。

用法：上藥加水 2500 毫升，煎沸 30 分鐘，取汁倒入盆內，趁熱薰蒸頸部，待溫後用紗布蘸藥汁擦洗頸部。每次薰洗 30 分鐘，每日 1 劑，薰洗 2～3 次，5 日為 1 療程。

功效：活血化瘀，消腫止痛，理筋通絡。

適應：頸部扭挫傷，活動不便者。

療效：一般按此法治療 1 個療程，可獲明顯療效。

處方 2 伸筋麻黃湯薰洗頸部

主治：頸部扭傷。

配方：伸筋草、麻黃、透骨草、紅花、羌活、桑枝、蔥白、蒜梗各 15 克。

用法：上藥加清水 4000 毫升，煮沸 30 分鐘，取藥汁倒入盆內，趁熱先薰蒸患處，再浸洗患處。每次 30 分鐘，每日 1 劑，洗 2～3 次，5 日為 1 療程。

功效：溫經活血，通絡止痛。

適應：頸部扭傷的患者。

療效：一般治療 4～5 天，可獲明顯的療效。

三、肩部扭挫傷

〔概述〕

因外力致肩部關節、筋膜、肌肉扭轉、牽拉、挫傷，使肩部腫脹、疼痛、功能障礙者為肩部扭挫傷。

〔病機〕

肩關節過度扭轉，會引起關節囊、筋膜的損傷或撕裂。重物打擊肩部，會引起肌肉和脈絡的損傷或撕裂，致使瘀腫疼痛、功能障礙。當上肢突然外展或已外展的上肢受外力衝擊使之突然下降，都可以使岡上肌腱部分或全部撕裂。

〔診斷〕

有明顯的外傷史，局部腫脹或有輕度瘀血斑，疼痛、肩關節活動功能受限，但以自主活動單向受限為主。

〔治療〕

處方 1 肩損傷洗方洗肩部。

主治：肩部扭傷。

配方：伸筋草、透骨草各 15 克，千年健、桂枝各 12 克，防風、紅花、劉寄奴、蘇木、荊芥、川芎、威靈仙各 9 克。

用法：將上藥加水 2000 毫升，煎沸 30 分鐘，取汁倒入盆內，用紗布蘸藥汁擦洗患肩。每次 30 分鐘，每日1劑，洗2～3次，連洗5日為1療程。

功效：活血化瘀，消腫止痛。

適應：肩部扭傷的患者。

療效：按此法治療1～2個療程，可取得明顯的療效。

處方2 肩扭癒洗劑薰洗肩部

主治：肩部扭挫傷。

配方：桃仁、紅花、乳香、沒藥、五倍子、黑豆各20克，赤芍、甘草各15克，白酒30克。

用法：上藥加水2500毫升，煎沸30分鐘，取汁倒入盆內，再加入白酒，攪勻，趁熱薰蒸患肩，待溫再用紗布蘸藥汁擦洗患肩。每次20分鐘，每日1劑，薰洗3次，7日為1療程。

功效：活血散瘀，消腫止痛。

適應：肩部扭傷、局部紅腫熱痛者，初期效果更好。

療效：一般運用此法治療1～2個療程，可獲明顯的療效。

四、肘部扭挫傷

〔概述〕

肘關節受直接暴力或間接暴力作用下的軟組織損傷稱肘部扭挫傷。

〔病機〕

直接暴力的打擊可造成肘關節挫傷，跌撲、由高處墜下、失足滑倒、手撐地、肘關節過度外展、伸直位置、均會導致肘關節扭傷。

〔診斷〕

有明顯的外傷史，傷後關節腫脹、疼痛及功能障礙，有的出現瘀斑。壓痛點往往在肘關節的內後方和內側副韌帶附著處。

〔治療〕

處方 1 肘傷洗劑薰洗患肘

主治：肘部扭挫傷。

配方：伸筋草、透骨草、荊芥、防風、防己、附子、千年健、路路通、威靈仙、桂枝、秦艽、羌活、獨活、麻黃、紅花各 15 克。

用法：將上藥加水 2500 毫升，煎沸 30 分鐘，取汁倒入盆內，先薰蒸肘部，待溫再浸洗患肘。每次 30 分鐘，每日 1 劑，薰洗 2 次，7 日為 1 療程。

功效：活血化瘀，舒筋止痛。

適應：肘關節扭挫傷的患者。

療效：一般治療 1～2 個療程，可基本治癒。

處方 2 五藤湯薰洗患肘

主治：肘部扭挫傷。

配方：海風藤、石楠藤、寬筋藤、雞血藤、五方藤各 15 克，桑枝 12 克，蒼耳子、艾葉各 10 克。

用法：上藥加水 2000 毫升，煎沸 30 分鐘，取汁倒

入盆內，先薰蒸肘部，待溫後再浸洗患處。每次 30 分鐘，每日 1 劑，薰洗 2～3 次，7 日為 1 療程。

功效：活血化瘀，消炎止痛。

適應：肘部扭傷的患者。

療效：一般使用此法治療 1～2 個療程，可獲得明顯的療效。

五、急性腰扭傷

〔概述〕

因活動失衡或在外力作用下使腰部肌肉、韌帶、筋膜、椎間小關節損傷，稱為急性腰扭傷。臨床上多見於體力勞動者。

〔病機〕

搬東西由於姿勢不正確、負荷過重、勞動配合不善或失足跌倒等，使腰部過度的後伸、前屈、扭轉等都能造成腰部扭傷。

〔診斷〕

有明確的外傷史，傷後腰部立即出現劇烈疼痛，疼痛為持續性，咳嗽、噴嚏、用力大便時可使疼痛加劇，腰不能挺直，行走不利。

〔治療〕

處方 1 伸筋草湯擦洗腰部

主治：急性腰扭傷。

配方：伸筋草、雞血藤、赤芍、白芍、甘草各 60

克。

用法：上藥加水 2500 毫升，煎沸 30 分鐘，取汁倒入盆內，用紗布浸透蘸藥汁擦洗患腰部。每次擦洗 30 分鐘，每日 1 劑，擦洗 2 次，7 日為 1 療程。

功效：活血通絡，緩急止痛。

適應：腰部疼痛，活動受限的急性腰扭傷者。

療效：一般治療 1～2 個療程，可獲明顯療效。

處方 2 桃仁加味湯薰洗腰部

主治：急性腰扭傷。

配方：桃仁、乳香、沒藥、獨活、羌活各 15 克，紅花 10 克，防己 25 克，蘇木 32 克。

用法：上藥加水 2500 毫升，煎沸 20 分鐘，取汁倒入盆內，趁熱薰蒸患腰，然後再用紗布蘸藥汁擦洗患腰。每次 30 分鐘，每日 1 劑，薰洗 2～3 次，7 日為 1 療程。

功效：祛風除濕，活血通絡，消腫止痛。

適應：腰部腫痛，活動不便的急性腰扭傷患者。

六、踝關節扭傷

〔概述〕

踝關節扭傷包括韌帶、肌腱、關節囊所有的軟組織損傷。任何年齡均會發生，但以青壯年多見。

〔病機〕

行走不平的道路，上下樓時不慎踩空，或騎車跌倒時，如踝關節處於跖屈時，因距骨軟骨面前窄後寬可向兩側輕微活動而使踝關節不穩定，可引起損傷。

〔診斷〕

有明顯的踝關節扭傷史。傷後踝部即覺疼痛，活動功能障礙，輕者局部腫脹；重者踝部不僅腫脹，還有明顯的皮下積瘀，跛行步態，傷足不敢著地。

〔治療〕

處方 1 土鱉蟲湯浸洗患部

主治：急性踝關節扭傷早期。

配方：土鱉蟲 30 克，當歸 60 克，艾葉 40 克，地榆、黃柏各 30 克，乳香、沒藥、赤芍、銀花、白芍各 20 克。

用法：將上藥加水 2000 毫升，煎沸 20 分鐘，取汁倒入盆內，浸洗傷踝。每次洗 30 分鐘，每日 1 劑，洗 3 次，5 日為 1 療程。

功效：活血行瘀，消腫止痛。

適應：局部腫脹、疼痛明顯、不能行走的踝部扭傷初期的患者。

療效：治癒率在 95.5%以上。

處方 2 桑桂湯浸洗患部

主治：踝關節扭傷。

配方：桑枝、桂枝、牛膝、木瓜、乳香、沒藥、羌活、獨活、伸筋草、透骨草、落得打、補骨脂、淫羊藿、萆薢各 20 克。

用法：將上藥加水 2000 毫升，煎沸 30 分鐘，取汁倒入盆內，浸洗傷踝。每次 40 分鐘，每日 1 劑，浸洗 2 次，5 日為 1 療程。

功效：溫筋通絡，活血祛風，通利關節。

適應：關節疼痛、腫脹、腳不敢著地的踝關節扭傷患者。

療效：一般按此法治療，3～4 日可癒。

七、骨折

〔概述〕

骨折，是指由於外傷而引起的骨與軟骨的斷裂，破壞了骨的完整性、連續性而言的。

〔病機〕

多因打擊、壓砸、碰撞或跌撲、負重、扭轉等外力作用在軀體上所致。

〔診斷〕

其臨床症狀為骨折經手術復位後或復位癒合後遺症，如局部腫脹、疼痛、青紫瘀斑等。

〔治療〕

處方 1 伸筋透骨湯薰洗患處

主治：骨折癒合後，關節僵硬。

配方：伸筋草、透骨草各 30 克，澤蘭、劉寄奴各 15 克。

用法：上藥加水 2000 毫升，煎沸 20 分鐘，取汁倒

入盆內，趁熱薰蒸患處，然後再進行浸洗。每次薰洗30分鐘，每日1劑，洗3次，5日為1療程。

功效：散瘀、活血、止痛。

適應：骨折癒合後關節僵硬的患者。

療效：一般用此法治療一個療程可獲明顯療效。

處方2 當歸透骨湯薰洗患處

主治：骨折後骨痂已形成者。

配方：當歸、透骨草、天仙藤、花蕊石、赤芍各15克，紫花地丁、蘇木、蒲公英各12克，沒藥、芙蓉葉、劉寄奴、白及、生蒲黃各10克，紅花、茜草各6克，桂枝5克。

用法：上藥加水4500毫升，煮沸30分鐘，取汁倒入盆內，趁熱薰蒸患處，然後再浸洗患處。每次30分鐘，每日1劑，洗3次，5日為1療程。

功效：行血散瘀，消腫止痛。

適應：骨折後骨痂已形成，軟組織損傷所發生的局部瘀血腫脹疼痛者。

療效：用此法治療，一般治療1～2個療程，可治癒。

處方3 骨碎補劑浸洗患處

主治：骨折後期筋絡攣縮疼痛。

配方：骨碎補、桑寄生、威靈仙、伸筋草、蘇木各15克，桃仁、續斷、歸尾、桑枝各9克，川芎、紅花各6克，黃酒60毫升。

用法：上藥加水3000毫升，煎沸30分鐘，取汁倒入盆內，浸洗患處。每次洗30分鐘，每日1劑，洗3次，連洗5日為1療程。

功效：活血舒筋，化瘀通絡。

適應：骨折後期筋絡攣縮疼痛的患者。

療效：一般治療1～2個療程，可治癒。

八、脫臼

〔概述〕

脫臼，即關節錯位。

〔病機〕

多因行走、搬物不慎或跌撲、被物扭傷致脫，或活動失當或幅度過大等而致關節脫臼。

〔診斷〕

主要症狀為關節脫位。

〔治療〕

處方1 正骨湯擦洗患處

主治：脫臼復位後腫脹。

配方：透骨草、紅花、五加皮、木瓜、牛膝、當歸、白芷、艾葉、花椒、元胡、青皮、乳香、沒藥各10克，白礬12克。

用法：上藥加水2000毫升，煎沸30分鐘，取汁倒入盆內，用紗布裹包於患處周圍，用藥汁在布外擦洗。每次洗30分鐘，每日1劑，洗3～4次，5日為1療程。

功效：活血止痛。

適應：脫臼復位後腫脹、疼痛的患者。

療效：據《正骨術》報導，此方治癒率在96.5%以上。

處方2 桐皮正骨湯薰洗患處

主治：脫臼後遺症。

配方：海桐皮30克，當歸、防風各12克，紅花、川椒、地龍、川斷、桂枝、秦艽、牛膝各9克，乳香、沒藥各6克，五加皮15克。

用法：上藥加水2000毫升，煎沸30分鐘，取汁倒入盆內，趁熱先薰後洗。每次30分鐘，每日1劑，薰洗3次，5日為1療程。

功效：舒筋活血，消腫止痛。

適應：陳舊性脫臼後遺症的患者。

療效：據《正骨經驗薈萃》報導，用此法治療25例，13例治癒，10例有明顯療效，2例好轉。

第四節 皮膚科疾病

一、濕疹

〔概述〕

濕疹是由多種因素引起的變態反應性皮膚病。發病部位不定，單發或對稱。皮疹形態多樣，瘙癢劇烈，易復發。屬於中醫學的「浸淫瘡」「旋耳瘡」「繡球風」「四彎風」等範疇。

〔病機〕

本病一般認為患者系過敏性身體素質，對體內外因素發生變態反應所致。內因方面所致者如體內慢性病灶、腸道寄生蟲病、代謝功能失調、內分泌功能失調、神經功能障礙以及人體自身一些組織在某些因子影響下，其成分發生改變而形成自身抗原等。外因所致者如化學藥品、化妝品、染料、毛織品、植物花粉、灰塵以及蛋、奶、魚、蝦等異性蛋白物質。

〔診斷〕

濕疹初起局部皮膚發紅作癢，很快出現孤立的或成群的丘疹、水泡，搔破後，糜爛出水，以後局部出水減少，結痂脫屑而癒，皮疹消退後不留瘢痕，本病常反覆發作。繼發感染時，疼痛化膿。

〔治療〕

處方 1 濕疹擦洗方擦洗患處

主治：各類急、慢性濕疹。

配方：生大黃 20 克，青蒿 20 克，石菖蒲 20 克，黃柏 20 克，地膚子 20 克，徐長卿 20 克，白礬 10 克，皮硝 20 克，食鹽 5 克。

用法：取前 6 味藥加水 2000 毫升，先浸泡 10 分鐘，煎沸 30 分鐘，取汁倒入盆內，再加水 2000 毫升，煎沸 30 分鐘，取汁再倒入盆內，兩次藥汁混合，再加入後 3 味藥攪勻，用紗布蘸濕擦洗患處。每次 20 分鐘，每 1 劑擦洗 2 次，5 日為 1 療程。

功效：清熱燥濕，殺蟲止癢。

適應：皮膚紅腫、丘疹、糜爛、滲液、結痂、瘙癢無度等各類急、慢性濕疹。

療效：據報導，用此法治療 30 例，11 例痊癒，16 例顯效，2 例有效，1 例無效。

處方 2 苦礬煎劑擦洗患處

主治：急、慢性濕疹。

配方：苦參、蛇床子、百部、白鮮皮、白礬各 20 克。

用法：上藥加水 2000 毫升，煎沸 20 分鐘，取汁倒入盆內，用紗布蘸藥水擦洗患處。每次擦洗 15 分鐘，每日 1 劑，擦洗 2～3 次，10 日為 1 療程。

功效：清熱除濕，殺蟲止癢。

適應：因多形性皮疹，瘙癢不已的急慢性濕疹。

療效：一般治療 1 個療程，可痊癒。

處方 3 三黃洗劑擦洗患處

主治：急性濕疹。

配方：大黃、黃柏、黃芩、苦參各等份。

用法：上藥加水適量，煎沸 30 分鐘，取汁倒入盆內，用紗布蘸藥汁擦洗患處。每次 20 分鐘，每日 1 劑，洗 2～3 次。7 日為 1 療程。

功效：清熱、止癢、收澀。

適應：急性濕疹無明顯滲液，以丘疹為主者。

療效：一般治療1個療程可癒。

處方4 當歸黃芪洗劑擦洗患處

主治：慢性濕疹。

配方：當歸、黃芪、防風、荊芥穗、地骨皮、木通各10克，白礬5克。

用法：上藥加水2500毫升，煎沸20分鐘，取汁倒入盆內，用紗布蘸濕擦洗患處。每次15分鐘，每日1劑，洗3次。7日為1療程。

功效：益氣養陰，祛風除濕。

適應：局部皮膚潮紅、脫屑、時輕時重的慢性濕疹。

療效：據《中國當代中醫名人誌》報導，用此法治療16例，7例痊癒，6例顯效，2例有效，1例無效。

二、蕁麻疹

〔概述〕

蕁麻疹俗稱「風疹塊」「鬼風疙瘩」，是一種常見的過敏性皮膚病。好發於嬰幼兒，又因夏秋季節蚊蟲活躍，故夏秋為多，尤其多見於城市去農村者。屬於中醫「水疥」「細皮風疹」的範疇。

〔病機〕

本病與跳蚤、蚊蟲、蟎類等叮咬過敏有關，有些患者可能與環境因素、腸道寄生蟲以及食物過敏有關。

〔診斷〕

皮疹為扁平的隆起，色紅或邊緣紅暈而隆起處為淺黃色，往往數小時內皮疹完全消失，不久又有新的皮疹迅速出現。發病時皮膚搔癢，越搔皮疹越起。病人一般沒有全身症狀，但有的也可有發熱、噁心、嘔吐、腹痛、腹瀉、氣喘等症狀。本病也有反覆發作經年不癒的，為慢性蕁麻疹。

〔治療〕

處方 1 疏風消疹湯薰洗患處

主治：急性蕁麻疹。

配方：地膚子 25 克，白芷、百部、荊芥、赤芍、透骨草、防風、川椒各 20 克，獨活、一枝蒿、艾葉各 10 克。

用法：上藥加水 3000 毫升，煎沸 30 分鐘，取汁倒入盆內，先薰後洗患處。每次 20 分鐘，每日 1 次，3 日為 1 療程。

功效：涼血、祛風、止癢。

適應：突然出現局限性紅色或白色風團，境界清楚、形態不一、奇癢、持續 30 分鐘至數小時消退、消退後不留痕跡的蕁麻疹。

療效：據《遼寧中醫雜誌》報導，用此方治療 30 例，均取得良效。

處方 2 二藤薰洗方薰洗患處

主治：蕁麻疹。

配方：絡石藤、夜交藤各 200 克，白蒺藜、蒼耳子各 100 克，白蘚皮、蛇床子、蟬衣各 50 克。

用法：上藥加清水 5000 毫升，煎沸 20 分鐘，取汁，趁熱薰蒸患處，然後用紗布浸藥汁外擦洗患處。每次 20 分鐘，每日 1 劑洗 2～3 次。2～3 日為 1 療程。

功效：祛風、通絡、止癢。

適應：風團色紅、反覆發作的蕁麻疹患者。

療效：據《中醫雜誌》報導，用此法治療 16 例，14 例痊癒，2 例有效。

三、痱 子

〔概述〕

痱子是夏季一種常見的皮膚病。可發於身體任何部位的皮膚。

〔病機〕

本病是由於表皮被汗液持續浸漬，引起汗腺管口阻塞、汗液不能通暢地由汗腺管向外排泄而形成的。

〔診斷〕

開始皮膚發紅，繼而出現許多粟米大小的丘疹和小水疱，密集成片。患者自覺有刺痛和瘙癢。

〔治療〕

處方 1 清涼消痱靈劑擦洗患處

主治：痱子。

配方：霜桑葉 200 克，綠豆粉、飛滑石各 40 克，製爐甘石 10 克，薄荷腦 6 克，枯礬 4 克。

用法：將霜桑葉以外的藥物共研細末，貯瓶備用。再將霜桑葉加水 5000 毫升，煎沸 10 分鐘，取汁倒入盆內，再兌入 5000 毫升水，浸洗全身，拭乾後，取藥粉擦患處。每晚洗擦 1 次。5 日 1 療程。

功效：清涼消暑。

適應：痱子患者。

療效：一般用此法治療，3～5 日可癒。

處方 2 藿香佩蘭洗劑浸洗全身

主治：痱子初起。

配方：藿香、佩蘭、野菊花各 20 克，枇杷葉 60 克，滑石 30 克。

用法：上藥加水 2000 毫升，煎沸 15 分鐘，取汁倒入盆內，再加水 5000 毫升，洗浴全身。每日 1 次，5 日為 1 療程。

功效：清暑、化濕、解毒、止癢。

適應：痱子初起，暑濕盛者。

療效：用此法治療 3～5 日，可獲痊癒。

四、皮膚瘙癢症

〔概述〕

皮膚瘙癢症，是一種自覺瘙癢而無原發損害的皮膚病。與中醫學的「癢風」「風瘙癢」相類似。

〔病機〕

中醫學認為，本病是由濕熱蘊於肌膚，不得疏泄，復感風邪，風熱相搏，鬱於肌膚所致。

〔診斷〕

其病臨床特徵是初起並無皮膚損害，由於經常搔抓，患處可出現抓痕、血痂、色素沉著及苔蘚樣化或濕疹樣變，有時可繼發感染。搔癢是本病的主要症狀，多呈陣發性，癢之輕重不一，有的難以忍耐，會引起失眠及神經衰弱等症。

〔治療〕

處方 1 止癢劑薰洗患處

主治：皮膚搔癢症。

配方：蛇床子、地膚子各 30 克，荊芥、防風、白礬各 10 克。

用法：上藥加水 2000 毫升，煎沸 20 分鐘，取汁倒入盆內，趁熱薰洗患處。每次 15 分鐘，每日 1 劑，薰洗 2 次。

功效：祛風、除濕、止癢。

適應：皮膚搔癢、難以遏止、呈陣發性劇癢的患者。

療效：據《中國當代中醫名人誌》報導，用此方治療皮膚搔癢有奇效，治癒率為 98%以上。

處方 2 苦參生地止癢湯擦洗患處

主治：皮膚搔癢症。

配方：生地30克，苦參、白蘚皮、金銀花、連翹各15克，地膚子、丹皮、赤芍各12克，紫草、荊芥、防風各10克，升麻、薄荷、生甘草各6克，蟬衣3克。

用法：上藥加水5000毫升，煎沸20分鐘，取汁倒入盆內，用紗布蘸藥汁擦洗患處。每次15分鐘，每日1劑，擦洗2～3次，至痊癒止。

功效：清熱解毒，祛風止癢。

適應：皮膚瘙癢難忍的患者。

療效：據《新中醫》報導，用此法治療皮膚瘙癢症有奇效。

五、銀屑病

〔概述〕

銀屑病俗稱牛皮癬，是一種以紅斑鱗屑為特徵的慢性易復發的皮膚病。可發於各種年齡，但以15～45歲者為多。屬於中醫學的「鬆皮癬」「乾癬」等範疇。

〔病機〕

有人認為本病係一種病毒感染或自體免疫因素，有人提出是變態反應，有人認為與家族遺傳有關。近年來研究與HL-A抗原有關，迄今病因尚未完全明確。但其發病常與病灶感染、內分泌障礙、季節、氣候、精神因素等有一定關係。

〔診斷〕

多急性發病，初起皮疹大多為紅色炎性丘疹，逐漸擴大至融合成片，邊界清楚，可呈點滴狀、錢幣狀、地圖狀、蠣殼狀等。皮損處覆蓋銀白色鱗屑，剝去鱗屑可見到淡紅色發亮的半透明薄膜及點狀出血。皮損可發全身各處，輕者局限或散發，重者波及全身，以頭皮、四肢伸側多見。患者有不同程度的瘙癢感。

病程一般分進行期、靜止期和退行期。經過緩慢，遷延數年，易反覆發作。

〔治療〕

處方 1 側柏煎薰洗患部

主治：銀屑病靜止期及退行期。

配方：側柏葉、鶴虱、刺猬皮各 20 克，楮桃葉 15 克，蚤休 30 克。

用法：上藥加水 2000 毫升，先浸泡 15 分鐘，煎沸 20 分鐘，取汁倒入盆內，趁熱薰蒸患部，待溫再浸洗全身。每次 20 分鐘，每日 1 劑洗 3 次，7 日為 1 療程。

功效：清熱解毒，活血斂瘡。

適應：局部皮疹停止或漸退、皮膚潮紅、鱗屑較少的銀屑病靜止期及退行期患者。

療效：據報導，用此法治療 22 例，顯效 18 例，好轉 4 例。

處方 2 菊參劑浸洗全身

主治：銀屑病進行期。

配方：野菊花 30 克，苦參、生大黃、黃柏各 20

克，白芷、地膚子、石菖蒲、皮硝、明礬各 15 克，蛇床子 12 克。

用法：除皮硝、明礬外，其餘各藥加水 2000 毫升，煮沸 30 分鐘，取藥汁倒入盆內，加入皮硝、明礬，再兌入 3000 毫升水，洗浴全身。每次 15 分鐘，每日 1 劑，洗 1～2 次。連洗 5 日為 1 療程。

功效：清熱、涼血、祛風、止癢。

適應：皮疹發展迅速、潮紅明顯、鱗屑較多、瘙癢劇烈的銀屑病進行期患者。

療效：據報導，用此法治療 21 例，18 例痊癒，2 例顯效，1 例好轉。

六、痤瘡

〔概述〕

痤瘡是一種毛囊與皮脂腺的慢性炎症性的皮膚病。本病多見於青年男女。屬於中醫學「肺風粉刺」範疇。

〔病機〕

其病因一般認為與雄性激素有關，青春期由於雄激素刺激，皮脂分泌增多並淤積毛囊內形成脂栓類物質，影響皮脂腺分泌物不易排出，形成粉刺。另外，食用過多的脂類及糖類食物，便秘、消化不良、精神因素、化學物質刺激、遺傳因素等都可能引起痤瘡。

〔診斷〕

好發生於面部、前額、胸背部、肩周等皮脂腺分布較多的部位。初起的皮疹與毛囊口一致，為粟粒大小圓形丘疹，正常皮膚顏色。用手擠壓可見乳白色或米黃色半固體蛆狀物排出。如果繼發細菌感染，會發生膿瘡，有的炎症較重，發生感染時自覺疼痛。早上皮疹較輕，下午加重。大部分青春期後自然痊癒。

〔**治療**〕

處方 1 三黃洗劑淋洗患處

主治：痤瘡。

配方：大黃、黃柏、黃芩各 10 克。

用法：上藥研成粗末，加水 1000 毫升，煎沸 20 分鐘，取汁倒入盆內，淋洗患處。每次 20 分鐘，每日 1 劑，洗 3 次，10 日為 1 個療程。

功效：清熱解毒，消炎除痤。

適應：痤瘡及一切急性皮膚病症見潮紅、腫脹、丘疹者。

療效：一般 治療 1～2 個療程可治癒，據報導，治癒率在 92.3%以上。

處方 2 菊硝湯薰洗患處

主治：痤瘡。

配方：野菊花 34 克，樸硝 68 克，枯礬、花椒各 17 克。

用法：上藥加水 1000 毫升，煎沸 20 分鐘，取汁倒入盆內，趁熱薰蒸患部，待溫後再用毛巾蘸藥液擦洗患處。每次 20 分鐘，每日 1 劑浸 3 次，10 日為 1 個療程。

功效：清熱解毒，消炎除痤。

適應：痤瘡患者。

療效：一般治療1～2個療程可治癒。據報導，治癒率在97%以上。

七、帶狀疱疹

〔概述〕

帶狀疱疹俗稱「蛇盤瘡」「纏腰火丹」，為病毒感染所引起的一種急性疱疹性皮膚病。多發生於胸或腰部的一側，也有發於四肢、顏面者。

〔病機〕

為病毒所引起。

〔診斷〕

初起局部皮膚出現不規則的小紅斑，隨即在紅斑上發生簇集在一起的小水疱群，水皰群沿皮膚神經分佈區分批出現，形成帶狀。局部灼熱，並有劇烈的疼痛。水疱先透明後混濁，經數日後，乾燥結痂，痂脫落後，一般不留瘢痕。

〔治療〕

處方1 荊芥防風湯淋洗患處

主治：帶狀疱疹。

配方：荊芥、防風、川椒、艾葉各10克，靈仙12克，黃柏15克，蛇床子、苦參、馬齒莧、透骨草各20

克。

用法：上藥加水1500毫升，煎沸20分鐘，取汁倒入盆內，淋洗患處。每次20分鐘，每日1劑，洗2～3次。

功效：清熱燥濕，祛風解毒。

適應：帶狀疱疹患者。

療效：據《常見病簡易療法手冊》報導，用此法治療帶狀疱疹，治癒率在95.6%以上。

處方2 雄黃煎劑擦洗患處

主治：帶狀疱疹。

配方：五倍子15克，雄黃、胡黃連、桑螵蛸、枯礬各10克，冰片2克。

用法：上藥共研細末，裝入布袋，加開水2000毫升，浸泡30分鐘後取藥汁，用紗布蘸藥汁擦洗患處。每次20分鐘，每日2次，7日為1個療程。

功效：清熱解毒，止痛斂瘡。

適應：數個簇集水疱群、排列成帶狀、沿周圍神經分佈、常為單側性、伴有神經痛的帶狀疱疹。

療效：據報導，用此法治療62例，58例痊癒，4例有效。

八、扁平疣

〔概述〕

扁平疣，俗稱「遍瘊」。好發於顏面、手背或前臂、肩胛等處。多見於青年男女。尤以青春期後少女為多。

〔病機〕

本病由病毒引起。

〔診斷〕

初如米粒後至黃豆大小不一、扁平隆起、顏色淺褐的丘疹，數目很多，零星分散，或簇聚成群如串珠，互相融合，或與尋常疣併發，皮膚發癢。可癒亦可復發。

〔治療〕

處方 1 祛疣湯擦洗患處

主治：扁平疣。

配方：馬齒莧 60 克，蜂房、細辛、蛇床子、白芷各 9 克，陳皮、蒼朮、苦參各 15 克。

用法：上藥加水 1500 毫升，煎沸 20 分鐘，取汁倒入盤內，用紗布蘸藥汁擦洗患處。每次 15 分鐘，每日 1 劑，洗 3 次，5 天為 1 療程。

功效：解毒、祛疣。

適應：扁平疣患者。

療效：治癒率在 96.5%以上。

處方 2 軟堅散疣湯薰洗患處

主治：扁平疣。

配方：苡仁、大青葉、牡蠣各 30 克，敗醬草、夏枯草各 15 克，赤芍 10 克。

用法：上藥加水 2000 毫升，煎沸 30 分鐘，取汁倒

入盆中，趁熱薰洗患處。每次 15 分鐘，每日 1 劑，洗 2～3 次，5 日為 1 療程。

功效：清熱解毒，軟堅散疣。

適應：顏面、前臂、手背等處，可見大小不等的扁平丘疹，多散在，呈正常皮色或微帶棕色，輕度瘙癢的扁平疣患者。

療效：用此法治療 1 個療程可治癒。

九、尋常疣

〔概述〕

尋常疣又稱「刺瘊」，即乳頭狀瘤。好發於手背、足蹠 ，為刺狀突起的腫物，自米粒至黃豆大小不等。

〔病機〕

本病是由感染 DNA 類病毒所致。

〔診斷〕

好發於青少年的手背、手指、足緣或甲周處，也可見於頭面部，為乳頭狀角質隆起，暗褐色、灰褐色或正常皮膚顏色。表面粗糙，高低不平，頂端可分裂成刺狀，發生於甲周圍的會有壓痛，摩擦時容易出血。病程慢性，可自癒，不留痕跡。

〔治療〕

處方 1 木香苡仁祛疣湯擦洗患處

主治：尋常疣。

配方：木賊草 100 克，生苡仁 100 克，香附 150

克。

用法：上藥加水 2000 毫升，浸泡 30 分鐘，煎沸 30 分鐘，取汁倒入盆內，洗擦患處。洗至疣破為度，每日 1 劑，洗 2 次。7 日為 1 療程。

功效：消炎抑菌，理氣祛疣。

適應：表面乾燥粗糙，呈疣贅狀的尋常疣。

療效：據報導，用此法治療 25 例，一般用藥 1～3 個療程可全部治癒。

處方 2 消疣湯擦洗患處

主治：尋常疣。

配方：馬齒莧、大青葉、敗醬草各 30 克，紫草 9 克。

用法：上藥加水 2000 毫升，煎沸 30 分鐘，取汁倒入盆內，洗擦患處，以擦破為度。每日 1 劑，洗 2 次，7 日為 1 療程。

功效：涼血，解毒，消疣。

適應：尋常疣患者。

療效：治癒率在 98%以上。

十、腋 臭

〔概述〕

腋臭是一種以腋下汗出，帶有狐臊臭味為特徵的皮膚病。屬於中醫學的「狐臭」。

〔病機〕

具有遺傳性。中醫學認為，多由先天稟賦不足所致。

〔診斷〕

本病多見於青壯年，好發於腋窩、乳暈、臍部、會陰等處，以腋窩最為常見。

〔治療〕

處方 1 除臭湯洗腋下

主治：狐臭。

配方：甘松 10 克，白芷 12 克，佩蘭 6 克。

用法：上藥加水 1000 毫升，煎沸 20 分鐘。取汁倒入盆內，頻頻洗腋下。每次 20 分鐘，每日 1 劑，洗 3～6 次，10 日為 1 療程。

功效：芳香除臭。

適應：腋下汗出、帶有狐臊臭味。

療效：用此法治療 8 例，2 例痊癒，6 例有明顯療效。

處方 2 丁香除臭湯洗患處

主治：腋臭。

配方：公丁香、母丁香各 3 克，菖蒲 15 克。

用法：上藥加水 1000 毫升，煎沸 20 分鐘，取汁倒入盆內，睡前洗患處。每次 15 分鐘，每日 1 次，7 天為 1 療程。

功效：芳香除臭。

適應：腋臭的患者。

療效：用此法治療12例，4例治癒，5例有明顯療效，3例好轉。

十一、頭 癬

〔概述〕

頭癬是指淺部真菌感染頭皮和毛髮所致的皮膚病，屬於中醫學的「白禿瘡」。

〔病機〕

有黃癬菌所致的黃癬、鐵銹色小芽孢菌所致的白癬、紫色癬菌和斷髮癬菌所致的黑點癬三種。常通過與病人直接接觸或理髮用具、帽子、枕巾及患癬的貓、狗等傳染。

〔診斷〕

黃癬：菌痂呈黃色，除去菌痂，其下顯見輕微鮮紅凹陷的萎縮性痕，其上殘存少數毛髮，且外表乾燥混濁，失去光澤，易於撥除。

白癬：頭皮可見散在分佈的圓形灰白色鱗屑斑，炎症不顯，毛髮在距表皮2公分處折斷，易於拔除，瘙癢。

黑點癬：初起頭皮可見呈散在分佈的點狀紅斑，發展為大小不等的圓形或不整形灰白色鱗屑斑，病變處頭髮高出頭皮後即折斷，遠望如黑點，髮內充滿整齊排列的鏈狀大孢子。

〔治療〕

處方 1 頭癬癒洗劑洗頭

主治：頭癬。

配方：川椒、兒茶、透骨草、雄黃、明礬、木鱉子、狼毒、芫花各 10 克，苦參 15 克，百部 30 克。

用法：上藥加水 2000 毫升，煎沸 30 分鐘，取汁倒入盆內，洗頭。每次 20 分鐘，每日 1 劑，洗 2 次，10 日為 1 療程。

功效：清熱解毒，殺蟲止癢。

適應：頭上漸生禿斑，乾枯作癢的頭癬患者。

療效：據報導，用此法治療頭癬 8 例，5 例痊癒，2 例顯效，1 例有效。

處方 2 二黃湯洗頭

主治：白禿瘡。

配方：黃柏、黃精各 60 克。

用法：將上藥加水 1000 毫升，煎沸 30 分鐘，取汁倒入盆內，洗頭，每次 15 分鐘，每日 1 劑，洗 3 次，洗 7 日為 1 個療程。

功效：清熱解毒，殺蟲止癢。

適應：炎症明顯、分泌物多的白禿瘡患者。

療效：治癒率在 87.6％以上。

處方 3 博落回洗劑洗頭

主治：頭黃癬。

配方：博落回 60 克，明礬 30 克。

用法：上藥加水 1000 毫升，煎沸 20 分鐘，取汁倒

入盆內洗頭。每次洗 20 分鐘，每日 1 劑，洗 2 次，連洗 7 天為 1 療程。

功效：殺蟲止癢。

適應：頭黃癬患者。

療效：治癒率在 89.5 % 以上。

十二、足 癬

〔概述〕

足癬是極為常見的皮膚病，俗稱「腳氣」。

〔病機〕

由真菌侵犯足部表皮所引起的淺部真菌病。

〔診斷〕

通常發生於兩側足底及趾間。初生形如豆粒，黃疱悶脹，連生數疱，四周無紅暈，數天後小疱吸收而隱浸，疊起白皮或有紅暈的膿疱，瘙癢，搔抓至脫皮出血才覺舒服；疱破流水，疼痛，有灼熱感。

〔治療〕

處方 1 除濕止癢劑洗腳

主治：足癬。

配方：苦參 50 克，蛇床子、生百部、川椒、土槿皮、白蘚皮各 25 克，明礬 30 克。

用法：上藥加水 2000 毫升，煎沸 30 分鐘，取汁倒入腳盆內，洗腳。每次 20 分鐘，每日 1 劑，洗 2 次，7 日為 1 療程。

功效：清熱除濕，殺蟲止癢。

適應：足底、趾間丘疹、水疱、糜爛、滲液。

療效：用此法治療 8 例，6 例治癒，2 例有效。

處方 2 腳癬淨洗劑洗腳

主治：足癬。

配方：蒼耳子 10 克，苦參、黃柏、蛇床子、白蒺藜各 15 克。

用法：上藥加水 1500 毫升，煎沸 30 分鐘，取汁倒入盆內，浸洗患腳。每次 30 分鐘，每日 1 劑，早晚各 1 次，連洗 10 天為 1 療程。

功效：殺滅霉菌，祛濕止癢。

適應：足癬患者。

療效：據《中國當代中醫名人誌》報導，此法治療腳癬 8 例，6 例痊癒，2 例有明顯療效。

十三、神經性皮炎

〔概述〕

神經性皮炎，是一種慢性皮膚病，屬於中醫學中的「頑癬」「濕癬」「乾癬」「風癬」等病的範疇。

〔病機〕

其病因目前尚不十分清楚，一般認為係大腦皮質的抑制和興奮功能失調所致。

〔診斷〕

好發於頸、肘、膕、骶部，常對稱分佈，有劇烈瘙癢，抓後呈丘疹狀，日久皮膚出現苔蘚樣變。如果情緒波動，鬱悶急躁時，症情加重。本病常反覆發作，遷延難癒。

〔治療〕

處方 1 祛風止癢湯薰洗患處

主治：神經性皮炎。

配方：苦參、蛇床子、地膚子、白鮮皮、川黃柏、明礬各 30 克，川椒、陳艾葉各 15 克，冰片 10 克。

用法：上藥（除冰片外）共研粗末，加水 2000 毫升，浸泡 30 分鐘後，煎沸 30 分鐘，取汁倒入盆內，加入冰片攪勻，趁熱薰蒸患處，然後再浸洗患處。每次 20 分鐘，每日 1 劑，洗 2 次。10 日為 1 個療程。

功效：清熱燥濕，祛風止癢。

適應：神經性皮炎患者。

療效：據報導，用此法治神經性皮炎均有顯著療效。

處方 2 百部苦參湯洗浴全身

主治：神經性皮炎。

配方：百部、苦參各 120 克，蛇床子 60 克，雄黃 15 克，狼毒 75 克。

用法：上藥共研粗末，裝入布袋，加水 3000 毫升，煎沸 20 分鐘，取汁洗浴全身。每次洗 30 分鐘。每日 1 劑，洗 2 次。連洗 10 日為 1 療程。

功效：祛風止癢，祛濕殺蟲。

適應：神經性皮炎患者。

療效：按此法治療 1～3 個療程可治癒。

十四、夏季皮炎

〔概述〕

夏季皮炎是中醫臨床常見的一種季節性皮膚病。

〔病機〕

中醫認為，多因暑熱脾濕、蘊蒸肌膚所致。

〔診斷〕

本病成年人較為多見，多發於夏季，至秋涼消失，反覆發作，好發於四肢伸側面，甚至延及全肢，多呈對稱性發作。其臨床症狀可見局部皮膚潮紅，繼則發出成片細小丘疹，瘙癢，抓破無水，可形成血痂。

〔治療〕

處方 1 四葉湯洗患處

主治：夏季皮炎。

配方：冬桑葉、蘇葉、陳艾葉、薄荷葉各 30 克，明礬 20 克。

用法：上藥加水 1500 毫升，煎沸 15 分鐘，取汁倒入盆內浸洗患處。每次洗 30 分鐘，每日 1 劑，洗 3 次，5 日為 1 療程。

功效：清涼解毒，消疹止癢。

適應：夏季皮炎患者。

療效：一般用此法治療 1～2 個療程可收到明顯療

效。

處方 2 皮炎康洗劑薰洗患部

主治：夏季皮炎。

配方：蛇床子、地膚子、苦參、花椒、白礬各 20 克。

用法：上藥加水 1500 毫升，煎沸 20 分鐘，取汁倒入盆中，趁熱薰蒸患處，然後再洗患處。每次 20 分鐘，每日 1 劑，薰洗 2 次，10 天為 1 個療程。

功效：祛濕止癢。

適應：夏季皮炎患者。

療效：據《遼寧中醫雜誌》報導，此法治療有效率為 100%。

十五、接觸性皮炎

〔概述〕

接觸性皮炎，是一種因皮膚或黏膜接觸某些物質後致使局部發生急性炎症反應的皮膚病。

〔病機〕

接觸性皮炎多為皮膚或黏膜接觸化學藥品、氣體、粉塵、植物、生漆及日光等辛熱之毒，加之機體稟性不耐、皮毛腠理不密，致使熱毒蘊於肌膚而致病發。

〔診斷〕

局部呈現水腫性紅斑，甚則在此基礎上發生丘疹、水疱、大疱、糜爛以致壞死、潰瘍。病變始於局部，漸遍及全身。自覺瘙癢、灼熱或疼痛，可伴發熱惡寒、頭痛等全身性症狀。

〔**治療**〕

處方 1 公英菊花湯擦洗患處

主治：接觸性皮炎。

配方：蒲公英、野菊花各 30 克。

用法：將上藥加水 1000 毫升，煎沸 15 分鐘，取汁倒入盆內，用紗布蘸藥水擦洗患處。每次 20 分鐘，每日 1 劑，洗 3 次，5 日為 1 個療程。

功效：清熱解毒。

適應：腫脹、糜爛、滲液較多的接觸性皮炎患者。

療效：一般地用此法洗 1～2 個療程可治癒。

處方 2 千里光劑浸洗患處

主治：漆性皮炎。

配方：千里光、樸硝、大黃、生山楂各 60 克。

用法：上藥加水 2500 毫升，煎沸 20 分鐘，取汁倒入盆內，浸洗患處。每次洗 15 分鐘，每日 1 劑，洗 3 次，7 日為 1 個療程。

功效：解毒、活血、消腫。

適應：漆性皮炎患者。

療效：一般連用此法治療 1～2 個療程可治癒，據《廣西中醫藥》報導，治癒率 100%。

十六、稻田性皮炎

〔概述〕

稻田性皮炎，好發於農忙季節，多見於手背、兩足、小腿部。

〔病機〕

中醫認為，多為手、足浸泡在泥水裡被濕毒氣所襲，溶於肌膚所致。

〔診斷〕

症狀為手、足、小腿局部發熱，繼發丘疹、水疱，奇癢難忍。

〔治療〕

處方 1 五倍蛇床劑薰洗患處

主治：水毒。

配方：五倍子、蛇床子各 30 克。

用法：上藥加水 1000 毫升，煎沸 20 分鐘，取汁倒入盆內，薰洗患處。每次 30 分鐘，每日 1 劑，薰洗 2 次，7 日為 1 個療程。

功效：解毒殺蟲，燥濕收斂。

適應：稻田性皮炎患者。

療效：治癒率 100%。

處方 2 茶葉水浸洗患處

主治：稻田性皮炎。

配方：茶葉、明礬各 60 克。

用法：上藥用開水1000毫升浸泡25分鐘後，浸洗患處。每日洗2～3次，7日為1療程。

功效：燥濕解毒。

適應：稻田皮炎患者。

療效：一般用此法治療1～2個療程，可收到明顯的療效。

十七、脂溢性皮炎

〔概述〕

脂溢性皮炎是一種慢性皮膚病，與中醫學的「赤屑風」「面游風」相似。

〔病機〕

本病由肌熱當風、風邪侵入毛孔、鬱久燥血、肌膚失養所致。

〔診斷〕

本病好發於頭皮、前額、眉弓、鼻翼兩旁、眼瞼、面頰、耳後、前胸後背、臍周、腋窩及臀部等處。其臨床表現為片狀紅斑丘疹、疱疹、潰瘍或有糠秕樣灰白色鱗屑，或薄或厚，瘙癢，或有糜爛滲液，或皮屑少、表面濕潤。

〔治療〕

處方1 艾葉雄黃劑洗患處

主治：脂溢性皮炎。

配方：陳艾葉、雄黃各50克，防風、花椒各30

克。

用法：上藥加水 1500 毫升，煎沸 15 分鐘，取汁倒入盆內洗患處。每次洗 20 分鐘，每日 1 劑，洗 2～3 次，5 日為 1 療程。

功效：解毒殺蟲，祛風止癢。

適應：脂溢性皮炎患者。

療效：一般用此法治療 3～5 日可痊癒，效果甚佳。

處方 2 四黃龍膽湯洗頭

主治：頭皮脂溢性皮炎。

配方：黃連鬚、黃芩、黃柏、大黃各 9 克，龍膽草 6 克，枯礬 12 克。

用法：上藥加水 2000 毫升，煮沸 20 分鐘，取汁倒入盆內，洗頭。每次洗 10 分鐘，隔日洗 1 次，每洗 5 次為 1 個療程。

功效：清熱瀉火，去油護髮。

適應：頭皮油脂外溢、搔癢、頭髮易脫有屑的頭皮脂溢性皮炎患者。

療效：一般用此法治療 1～2 個療程可痊癒，治癒率 92.8%以上。

第五節　婦科疾病

一、霉菌性外陰炎

〔概述〕

霉菌性外陰炎是由一種類酵母菌所引起的外陰炎症。為常見的婦科疾病之一。

〔病機〕

常見的病原菌是白色念珠菌，其他念珠菌及球擬酵母屬感染而致病。

〔診斷〕

外陰奇癢，灼熱感及疼痛。外陰紅腫，有水疱狀丘疹成群出現，或呈濕樣糜爛。白帶增多，伴有尿頻、尿痛及性交痛。嚴重者發生潰瘍、化膿、腹股溝淋巴結腫大，並有壓痛。

〔治療〕

處方1　苦參茯苓湯薰洗外陰部

主治：霉菌性外陰炎。

配方：苦參、土茯苓、蛇床子、百部各30克，白蘚皮、地膚子、土槿皮各15克，花椒10克，龍膽草、明礬各9克。

用法：上藥加水2000毫升，煮沸30分鐘，取汁倒入盆內，趁熱薰蒸陰部，待溫再用棉球蘸藥汁搽洗外陰

及陰道。每次20分鐘，每日1劑，薰洗2次，10日為1療程。

功效：清熱利濕，涼血解毒。

適應：陰部搔癢的外陰炎患者。

療效：據報導，用此法治療外陰炎39例，其中37例基本痊癒，2例無效。

處方2 苦參蛇床湯薰洗外陰

主治：急、慢性外陰炎。

配方：苦參、蛇床各20克，蒲公英30克，黃柏15克，川椒10克，白礬5克，雄黃3克。

用法：上藥加水1500毫升，煮沸20分鐘，取汁倒入盆內，趁熱先薰蒸陰部，待溫時，坐洗陰部。每次薰洗20分鐘，每日1劑，洗2次，經期停用，10日為1療程。

功效：清熱利濕，解毒殺蟲。

適應：外陰搔癢破潰、疼痛的外陰炎。

療效：一般治療1～2個療程可痊癒。

二、霉菌性陰道炎

〔概述〕

霉菌性陰道炎，是由一種類酵母菌所引起的陰道炎症，為常見的婦科病症之一。屬於中醫學的「陰癢」「帶下病」的範疇。

〔病機〕

常見的病原菌是白色念珠菌，其他念珠菌及球擬酵母菌感染而致病。

〔診斷〕

陰道奇癢，灼熱感及疼痛。白帶增多而黏稠，呈白色豆腐渣樣或凝乳樣，有時白帶稀薄，含有白色片狀物。會伴有尿頻、尿痛及性交痛。

〔治療〕

處方1 虎杖湯坐洗陰道

主治：霉菌性陰道炎。

配方：虎杖 100 克。

用法：上藥加水 1500 毫升，煎沸 20 分鐘，取汁，待藥溫時，坐洗陰道 15 分鐘。每日 1 劑，洗 2 次，7 日為 1 療程。經期不用。

功效：清利濕熱。

適應：帶下量多且呈豆腐渣樣的陰道炎。

療效：用此法治療 15 例，1～2 個療程，均治癒。

處方2 治霉湯擦洗陰道

主治：霉菌陰道炎。

配方：土茯苓、蛇床子、生百部各 30 克，白蘚皮、地膚子、土槿皮各 15 克，川椒、龍膽草、明礬各 9 克。

用法：前 8 味藥加水 2000 毫升，煮沸 20 分鐘，取汁倒入盆內加入明礬攪勻，用紗布蘸藥水擦洗陰道。每次擦洗 15 分鐘，每日 1 劑，洗 2 次，7 日為 1 療程。經期停用。

功效：清熱解毒，祛風燥濕，殺蟲止癢。

適應：帶下量多，色白如豆腐渣，陰癢難忍，有酸臭氣的霉菌陰道炎。

療效：用此法治療1~2個療程，一般可痊癒。

三、滴蟲性陰道炎

〔概述〕

滴蟲性陰道炎是由陰毛滴蟲引起的陰道炎症，是婦科常見病症之一。本病屬於中醫學的「帶下病」「陰癢」等病症的範疇。

〔病機〕

是由性交直接傳染和各種浴具、衣物、器械等間接傳染所致。

〔診斷〕

白帶增多，呈灰黃色、乳白色或黃白色稀薄液體，常呈泡沫狀，有腥臭氣，伴外陰瘙癢、灼熱、疼痛、性交痛。有尿道感染時，有尿頻、尿痛、甚至血尿等。

〔治療〕

處方1 滅滴湯擦洗陰道

主治：滴蟲性陰道炎。

配方：苦參、百部、蛇床子、地膚子、白蘚皮各20克，石榴皮、黃柏、紫槿皮、枯礬各15克。

用法：上藥加水2500毫升，煎沸15分鐘，取汁倒入盆內，用紗布蘸藥水擦洗陰道 25 分鐘。每日 1 劑，洗 2 次，7 日為 1 個療程。

功效：清熱利濕，殺蟲止癢。

適應：帶下量多、色灰白或灰黃色、呈泡沫狀、有臭氣、瘙癢的滴蟲性陰道炎。

療效：據報導，用本法治療滴蟲性陰道炎 105 例全部治癒，平均治療時間為 5 日。

處方 2 桃葉苦參湯坐洗陰道

主治：滴蟲性陰道炎。

配方：鮮桃樹葉 200 克，苦參 150 克，蛇床子 150 克，明礬 10 克。

用法：上藥（明礬除外）加水 2000 毫升，煎沸 30 分鐘，取汁倒入盆內，加入明礬攪勻，坐洗陰道。每次坐洗 30 分鐘，每日 1 劑，洗 2 次，10 日為 1 個療程。經期停用。

功效：殺蟲止癢。

適應：帶下量多、瘙癢的滴蟲性陰道炎。

療效：用本法治療兩個療程 15 例，均痊癒。

四、老年性陰道炎

〔概述〕

老年性陰道炎是由於雌激素缺乏，陰道黏膜萎縮、變薄，局部抵抗力減弱，因而感染細菌所引起的炎症。本病屬於中醫學的「帶下病」「陰癢」等範疇。

〔病機〕

本病是由於陰道黏膜萎縮、變薄，抵抗力減弱感染細菌而引起的。本病不僅見於絕經的婦女，也會發生手術切除卵巢、卵巢功能減退或盆腔放療後的中青年婦女。

〔診斷〕

陰道分泌物增多，呈黃水樣，有時帶血性，繼發感染時呈膿性，有臭味。常伴外陰瘙癢、灼熱感，或盆腔墜脹不適。若炎症波及前庭及尿道口，亦會引起尿頻、尿痛或尿失禁。

〔治療〕

處方 1 陰炎靈洗劑薰洗陰部

主治：老年性陰道炎。

配方：銀花藤、威靈仙、萆薢、秦艽、甘草、地骨皮各 30 克。

用法：上藥加水 2000 毫升，煎沸 20 分鐘，取汁倒入盆內，趁熱先薰蒸陰部，待溫後坐洗陰部。每次 20 分鐘，每日 1 劑，洗 2 次，7 日為 1 療程。

功效：滋陰降火，清利濕熱。

療效：據報導，用此法治療 1～2 個療程可痊癒。

處方 2 野菊花湯坐洗陰部

主治：老年性陰道炎。

配方：野菊花、苦參、蛇床子、甘草各 30 克。

用法：上藥加水 1500 毫升，煎沸 15 分鐘，取汁倒入盆內，坐洗陰部 20 分鐘。每日 1 劑，洗 2 次。10 日為 1 療程。

功效：清熱、解毒、止癢。

適應：帶下色黃或赤、量稍多、瘙癢明顯的老年性陰道炎。

療效：據報導，此法治療老年性陰道炎，治癒率 98.5% 以上，平均治療 1 個療程。

五、子宮頸炎

〔概述〕

子宮頸炎包括子宮頸的一般性炎症和特殊性炎症病變，是生育年齡婦女的常見病。屬於中醫學的「帶下病」。

〔病機〕

本病多因機械性刺激或損傷（性生活過頻、流產、刮宮等）、病原體感染（如病菌、病毒、滴蟲等）以及化學物質的強烈刺激而造成。

〔診斷〕

白帶增多，呈白色黏稠或乳白色黏液狀或黃色膿性或黃綠色膿性，伴下腹及腰骶部墜痛與膀胱刺激症狀，還可見陰部瘙癢、發熱。重度患者會有血性的白帶或性交後出血等。

〔治療〕

處方 1 絲瓜菊花湯薰洗陰部

主治：子宮頸炎。

配方：絲瓜葉、野菊花、紫花地丁、半枝蓮各 30 克。

用法：將上藥加水 1500 毫升，煎沸 20 分鐘，取汁倒入盆內，趁熱先薰蒸陰部，待溫後再坐洗陰部。每次 20 分鐘，每日 1 劑，洗 2 次，7 日為 1 個療程。

功效：清熱解毒，消腫止痛。

適應：子宮頸炎患者。

療效：用此法治療 1～2 個療程可痊癒。

處方 2 虎杖煎沖洗陰道

主治：子宮頸炎。

配方：千里光 50 克，虎杖 50 克。

用法：上藥加水 1000 毫升，煎沸 20 分鐘，取汁倒入盆內，沖洗陰道。每次 20 分鐘，每日 1 劑，洗 2 次，7 日為 1 療程。

功效：清熱、解毒、除濕。

適應：帶下量多，色黃白，呈膿樣或夾血絲或有瘙癢的子宮頸炎。

療效：據報導，用本法治療宮頸炎 123 例，均獲痊癒。陰道沖洗後將蛇床子 10 克，虎杖 10 克，枯礬 10 克，冰片 3 克共研細末，消毒紗布包好紮成球狀，放入宮頸後穹窿留線可拖至陰道外，3～4 日取出。2～3 次為 1 個療程。其配合治療效果更佳。

六、宮頸糜爛

〔概述〕

宮頸糜爛是指宮頸口處的宮頸陰道部分局部，表現的鱗狀上皮因炎症而喪失，很快被頸管的柱狀上皮所覆蓋，使這部位的組織呈顆粒狀的紅色區，是子宮頸炎的病理過程。相當於中醫學的「帶下」範疇。

〔病機〕

是因病原體感染（如病菌、病毒、滴蟲等）以及化學物質的強烈刺激所致。

〔診斷〕

宮頸糜爛以白帶增多、接觸性出血為主要特徵。

〔治療〕

處方 1 紅藤生地浸洗宮頸

主治：宮頸糜爛。

配方：紅藤、生地、烏梅、石榴皮各 30 克，蒲公英、忍冬藤、生地榆各 20 克，仙鶴草、赤芍各 15 克，黃柏、蒼朮各 10 克。

用法：將上藥加水 2000 毫升，煎沸 30 分鐘，取汁倒入盆內，徐徐浸入陰道。每次 30 分鐘，每日 1 劑，洗 2～3 次，5 日為 1 個療程。

功效：清熱解毒，收斂止血，祛腐生新。

適應：宮頸糜爛患者。

療效：據《江蘇中醫》報導，用此法治療宮頸糜爛

1～2 個療程，132 例，均獲明顯療效。

處方 2 兒茶黃柏湯薰洗陰道

主治：宮頸糜爛。

配方：兒茶、黃柏、苦參各 25 克，枯礬 20 克，冰片 5 克。

用法：上藥共研細末，後加入冰片粉和勻，貯瓶密封備用。用時以香油調勻成糊狀。先用黃柏 30 克加水 500 毫升，煎沸 20 分鐘後，取汁薰洗外陰及陰道，再用帶線棉球蘸上藥放在糜爛面上，24 小時後自己取出棉球。每隔 2 日上藥 1 次，10 次為 1 個療程。

功效：清熱燥濕，祛腐生肌。

適應：帶下色黃、質稠或夾有血絲等的宮頸糜爛患者。

療效：據報導，用本法治療宮頸糜爛 433 例，痊癒 418 例，顯效 8 例，好轉 6 例，無效 1 例。

七、子宮脫垂

〔概述〕

子宮從正常位置沿陰道下降至子宮頸口，達坐骨棘水平以下，甚至子宮全體脫出於陰道口外，稱為子宮脫垂。本病常見於多產勞動婦女、青年和未生育的老年婦女也有發病者。屬於中醫學的「陰挺」「陰道下脫」的範疇。

〔病機〕

本病是因分娩過頻、產程護理不當及產後過早、過重的勞動所致，其基本病理是盆底支持組織的損傷和薄弱。

〔診斷〕

1. 陰道內脫出塊物：最初因久站、久蹲、大便用力至腹壓增加時脫出，休息或臥床後能自動回縮，後逐漸加重，以致不能回縮，可伴子宮充血、水腫、肥大、上皮增厚，長期摩擦會發生糜爛、潰瘍、感染、滲出膿性分泌物。

2. 下墜感及腰背酸痛。

3. 月經過多、過頻。

〔治療〕

處方 1 升提湯薰洗陰部

主治：子宮脫垂。

配方：五倍子、河子各 9 克，丹參 15 克。

用法：上藥加水 1000 毫升，煎沸 20 分鐘，取汁倒入盆內，趁熱先薰後洗陰部。每次薰洗 20 分鐘。每日 1 劑，薰洗 2 次，7 日為 1 療程。

功效：清熱、固澀、升提。

適應：子宮脫垂及子宮脫於陰外的患者。

療效：據報導，一般治療 2～5 日可收到明顯的療效。

處方 2 固澀收脫湯薰洗陰部

主治：子宮脫垂。

配方：炒枳殼 15 克，五倍子、川黃柏、金銀花、烏梅、生甘草各 9 克。

用法：上藥加水 1500 毫升，煎沸 20 分鐘，取汁倒入盆內，先薰後洗陰部，每次 20 分鐘，每日 1 劑，薰洗 2 次，7 日為 1 療程。

功效：清熱利濕，固澀收脫。

適應：局部腫痛、糜爛、黃水淋瀝的子宮脫垂患者。

療效：據報導，用此法治療子宮脫垂 1 個療程，均獲明顯療效，37 例，痊癒 28 例，好轉 7 例，有效 2 例。

八、產後缺乳

〔概述〕

產後或哺乳期乳汁甚少或全無，稱為產後缺乳。

〔病機〕

多因身體虛弱、氣血不足等因素所致。

〔診斷〕

乳汁少或沒有。

〔治療〕

處方 1 三梭湯薰洗乳房

主治：產後缺乳。

配方：三梭 15 克。

用法：上藥加水 500 毫升，煎沸 10 分鐘，取汁倒

入盆內，先薰後洗乳房，每次 20 分鐘，每日 1 劑，薰洗 2 次。3 天為 1 療程。

功效：活血行氣，通利乳絡。

適應：瘀滯型乳汁不下的產後缺乳。

療效：一般治療 1 個療程，可獲明顯療效。

處方 2 麥芽湯浸洗乳房

主治：產後缺乳。

配方：麥芽 120 克。

用法：上藥加水 500 毫升，煎沸 15 分鐘，取汁倒入盆內，浸洗乳房，每次 20 分鐘，每日 1 劑，浸洗 2 次，3 天為 1 療程。

功效：通經下乳。

適應：乳管不通、乳汁不行的產後缺乳。

療效：一般用此法治療 1 個療程可獲得明顯療效。

第六節　兒科疾病

一、小兒腹瀉

〔概述〕

小兒腹瀉又稱泄瀉，是兒科常見的腸道疾病。本病夏秋季發病最高，多在兩歲以下發病。

〔病機〕

多為感染細菌（大腸桿菌、空腸彎曲菌、金黃葡萄球菌）、病毒（輪狀病毒）或不明原因感染而致。

〔診斷〕

排便次數增多，糞便稀薄或呈水樣，或暴瀉無度。

〔治療〕

處方 1 胡椒止瀉湯浸洗雙腳

主治：小兒腹瀉。

配方：白胡椒 10 克，艾葉 15 克，透骨草 10 克。

用法：上藥加水 2000 毫升，煎沸 20 分鐘，取汁倒入盆內，待溫後浸洗患兒的雙腳。每次浸洗 10 分鐘，每日 1 劑，洗 2 次，3 日為 1 個療程。

功效：溫中、祛寒、止瀉。

適應：瀉下稀薄，夾有不消化食物的腹瀉患兒。

療效：據報導，用此法治療 2～3 日可止瀉。

處方 2 加味葛根湯浸洗足踝部

主治：小兒腹瀉。

配方：葛根 50 克，白扁豆 100 克，車前草 150 克。

用法：上藥加水 2000 毫升，煎煮 20 分鐘，去渣取汁倒入盆內，待水溫後浸泡雙腳踝部。每次洗 30 分鐘，每日 1 劑，洗 2 次，3 日為 1 療程。

功效：清熱，利濕，止瀉。

適應：發熱腹痛、大便穢濁的腹瀉患兒。

療效：據報導，用此法治療小兒腹瀉，治癒率為 100%。

二、鵝口瘡

〔概述〕

口腔黏膜廣泛彌散地出現乳白色絲絨狀小點或斑片稱為鵝口瘡。中醫稱為「雪口」等。

〔病機〕

本病由白色念珠菌所致。

〔診斷〕

初期患兒煩躁不安，哭啼拒食，輕度發熱。口腔任何部位均可犯病，出現白乳色斑膜，呈雪花狀略高於表面，邊緣整齊，拭掉斑膜後瘡面鮮紅或發生出血點。

〔治療〕

處方 1 板藍根湯擦洗患處

主治：鵝口瘡。

配方：板藍根 10 克。

用法：上藥加水 500 毫升，煎沸 30 分鐘，取汁，用棉球蘸藥液反覆擦洗患處。每次 10 分鐘，每日 1 劑，擦洗 2 次，5 日為 1 個療程。

功效：清熱解毒。

適應：舌、頰黏膜等處覆蓋點片或膜狀白苔的鵝口瘡患兒。

療效：據報導，用此法治療 13 例，4 天內全部痊癒。

處方 2 金銀菊花湯擦洗患處

主治：鵝口瘡。

配方：金銀花、野菊花、蚤休各 15 克，板藍根 30 克，黃芩 9 克，生甘草 6 克。

用法：上藥加水 1000 毫升，煎沸 20 分鐘，取汁，用紗布蘸藥液塗擦患處，每次 15 分鐘，每日 1 劑，擦洗 2 次，5 日為 1 個療程。

功效：清熱解毒，燥濕斂瘡。

適應：口腔內白苔附著黏膜可融合成片、色白鬆軟、隨擦隨生、不易出血的鵝口瘡患者。

療效：用此法治療 3～4 日即可痊癒。

三、小兒蟯蟲病

〔概述〕

蟯蟲病發生無季節性，以小兒發病最多，特別是托幼單位的兒童，通常會相互傳播和反覆感染。

〔病機〕

由於飲食不潔，特別是誤食染有蟯蟲的食物，或指甲、衣服、被褥附著蟯蟲卵誤入口中而患病。

〔診斷〕

飲食異常，夜眠不安，肛門周圍及會陰部瘙癢，大便有蟯蟲排出。

〔治療〕

處方 1 殺蟯靈劑薰洗肛門

主治：小兒蟯蟲病。

配方：百部、苦參、鶴虱各 15 克，花椒 6 克。

用法：上藥加水 1000 毫升，煎沸 15 分鐘，取汁倒入盆內，趁熱先薰，後洗肛門。每次 20 分鐘，每日 1 劑，洗 2 次，3 天為 1 個療程。

功效：燥濕、解毒、殺蟲。

適應：小兒蟯蟲病患者。

療效：一般每晚睡前連洗 3 天可痊癒。

處方 2 殺蟲止癢湯坐洗肛門

主治：小兒蟯蟲病。

配方：百部、鶴虱各 15 克，明礬、胡連各 6 克，雄黃 3 克，樟腦 2 克。

用法：上藥（樟腦除外）加水 1500 毫升，煎沸 20 分鐘，取汁倒入盆內，加入樟腦攪勻，趁熱先薰蒸後坐洗肛門。每次 20 分鐘，每日 1 劑，洗 2 次，3 天為 1 個療程。

功效：殺蟲止癢、清熱燥濕。

適應：小兒蟯蟲病患者。

療效：據報導，連續用此法治療 3 天可痊癒。

四、小兒疝氣

〔概述〕

疝氣，又名小腸氣，是指睾丸、陰囊腫脹、疼痛或牽引小腹疼痛的疾病。

〔病機〕

多因先天不足、久咳、久哭而使小腸下降到陰囊內所致。

〔診斷〕

早期除局部腫塊外，並無明顯症狀；晚期者有沉重下垂感，內容物過多，可牽拉腸系膜引起腰部不適，甚至影響消化。

〔治療〕

處方 1 香附木瓜湯擦洗患處

主治：小兒疝氣。

配方：生香附、木瓜、蘇葉、橘葉各 10 克。

用法：上藥加水 1000 毫升，煎沸 15 分鐘，取汁倒入盆內，用毛巾蘸藥液擦洗患處。每次 15 分鐘，每日 1 劑，擦洗 2 次，5 日為 1 個療程。

功效：散寒祛濕、理氣止痛。

適應：早期小兒疝氣患者。

療效：據《遼寧中醫雜誌》報導，本法治療小兒疝氣治癒率在 87.8%以上。

處方 2 厚朴湯薰洗患處

主治：小兒疝氣。

配方：川厚朴、透骨草、艾葉各 9 克，槐樹枝 23 公分，蔥白 7 根。

用法：上藥加水 1500 毫升，煎沸 20 分鐘，取汁倒入盆內，先薰後洗患處 30 分鐘。每日 1 次，5 日為 1 療程。

功效：散寒祛濕，通絡止痛。

適應：小兒疝氣患者。

療效：據《醫學文選》報導，輕者2次，重者5次即癒。

五、小兒陰莖包皮炎

〔概述〕

陰莖包皮炎，又名陰莖炎，好發於包莖或包皮過長的小男孩。

〔病機〕

由於未經常清洗包皮，尤其是農村小男孩穿開襠褲在地上玩耍，以致包皮內積垢，刺激局部皮膚，或因外傷感染而發生本病。

〔診斷〕

包皮充血水腫，尿道口有膿性分泌物，陰莖頭紅腫疼痛，有時排尿困難。

〔治療〕

處方1 艾葉劑浸洗陰莖

主治：小兒陰莖包皮炎。

配方：艾葉30克。

用法：上藥加水500毫升，煎沸2分鐘，倒入盆內，清洗陰莖。每次浸泡15分鐘，每隔20分鐘再浸洗1次，每日3～5次。3天為1療程。

功效：溫經解毒。

適應：包皮水腫、充血、陰莖頭紅腫、疼痛的小兒陰莖包皮炎患者。

療效：一般用此法浸洗2～3日可獲痊癒。

處方2 荔枝草煎劑薰洗陰莖

主治：小兒陰莖包皮水腫。

配方：荔枝草150克。

用法：上藥加水500克，煎沸15分鐘，取汁倒入盆內，趁熱先薰後洗陰莖、陰囊。每次薰洗15分鐘，每日1次，5日為1個療程。

功效：利水消腫，清熱除濕殺蟲。

適應：包皮水腫的小兒陰莖包皮炎患者。

療效：一般薰洗2～3次可痊癒。

六、小兒鞘膜積液

〔概述〕

鞘膜積液中醫稱為「水疝」。是陰囊腫大的一種疾病。

〔病機〕

多因經脈不通利受濕熱所致。

〔診斷〕

陰囊一側或兩側腫大如水晶，不紅不熱，下控睾丸、上引小腹、瘙癢流水等。

〔治療〕

處方1 消腫湯浸洗陰囊

主治：小兒鞘膜積液。

配方：五倍子、枯礬各 15 克。

用法：上藥共研粗末，加水 500 毫升，煎沸 30 分鐘，取汁倒入盆內，待溫後浸洗陰囊 20 分鐘。每日 1 劑，浸泡 2～3 次，3～5 日為 1 療程。

功效：收斂消腫。

適應：原發性或繼發性睾丸鞘膜積液患者。

療效：一般用此法洗 2～4 日可痊癒。

處方 2 蟬蛻湯浸洗陰囊

主治：小兒鞘膜積液。

配方：蟬蛻、金銀花各 30 克，紫蘇葉 15 克。

用法：上藥加水 1000 毫升，煎沸 15 分鐘，取汁倒入盆內，待溫後浸洗陰囊 30 分鐘。每日 1 劑，浸洗 2～3 次，3～5 日為 1 個療程。

功效：祛風、清熱、消腫。

適應：鞘膜積液的小兒患者。

療效：據《浙江中醫雜誌》報導，此法治療小兒鞘膜積液治癒率為 94.7%。

七、小兒硬皮症

〔概述〕

新生兒周身或局部皮膚變硬，是一種嚴重的皮膚病。

〔病機〕

多因受寒、早產、感染、窒息等多種原因所致。

〔診斷〕

周身和局部皮膚發冷，皮膚或皮下脂肪變硬。

〔治療〕

處方1 軟堅湯薰洗患處

主治：硬皮症。

配方：伸筋草、祁艾、桑枝各15克，透骨草、劉寄奴、官桂、穿山甲各7.5克，蘇木、草紅花各4.5克。

用法：上藥加水2000毫升，煎沸30分鐘，取汁倒入盆內，趁熱先薰後洗患處。每次薰洗20分鐘，每日1劑，薰洗2～3次。7日為1療程。

功效：活血通絡，溫經軟堅。

適應：皮膚發硬的硬皮症患兒。

療效：據《趙炳南醫療經驗集》報導，用此法治療硬皮症32例，均獲痊癒。

處方2 桂附加味煎劑浸洗患處

主治：新生兒硬皮症。

配方：桂枝、附子各60克，丹參、赤芍、乾薑各30克，甘草24克。

用法：上藥加水2500毫升，煎沸30分鐘，取汁倒入盆內，待溫後，將患兒仰臥盆中浸洗。每次20分鐘，每日1劑，洗2次，5日為1個療程。

功效：溫經散寒，活血通絡。

適應：四肢發涼、全身欠溫、皮膚失去柔軟常態、僵硬不能捏起、患處皮膚色暗發紫或紅腫如凍傷的新生兒硬皮症。

療效：據報導，用本法治療新生兒硬皮症5例，用藥4～5日治癒。

八、小兒濕疹

〔概述〕

小兒濕疹是嬰幼兒時期的一種常見的皮膚病，好發於滿月至1歲左右的小兒。中醫學稱為「奶癬」「胎瘡」等。

〔病機〕

中醫學認為本病多因內有胎火濕熱，外感濕熱邪氣所致。

〔診斷〕

皮疹好發於頭面部，症狀輕者較易消退，嚴重者也可波及軀幹、四肢。皮疹呈多樣性，可有紅斑、丘疹、水疱、糜爛、滲液、結痂等。瘦弱患兒的皮損主要是紅斑和脫屑，有劇癢，常反覆發作。

〔治療〕

處方1 止癢祛濕洗劑洗患處

主治：嬰兒濕疹。

配方：荊芥、防風、白蘚皮、苦參、地膚子、艾葉各15克，川椒4.5克。

用法：上藥加清水 2000 毫升，煮沸 20 分鐘，取汁倒入盆內，待溫後洗患處。每次洗 20 分鐘，每日 1 劑，洗 2 次，7 日為 1 療程。

功效：祛風勝濕，消炎止癢。

適應：局部皮膚潮紅，繼而出現紅色丘疹、水疱、糜爛、甚至化膿、瘙癢異常的濕疹患嬰。

療效：據報導用此法治療 3～5 日，有明顯療效。

處方 2 地榆湯薰洗患處

主治：脂溢性嬰兒濕疹。

配方：地榆、川黃柏、野菊花、苦參、白蘚皮、蛇床子、地膚子、百部各 15 克。

用法：上藥加水 2000 毫升，煎沸 20 分鐘，取汁倒入盆內，趁熱先薰後洗患處。每次 30 分鐘，每日 1 劑，薰洗 2 次，7 日為 1 個療程。

功效：清熱燥濕，涼血解毒，祛風止癢。

適應：局部皮膚潮紅、丘疹、瘙癢的脂溢性濕疹患嬰。

療效：一般治療 1～2 個療程可痊癒。

九、小兒麻疹

〔概述〕

麻疹又稱「痧子」，是由麻疹病毒引起的一種小兒常發疹性傳染病。

〔病機〕

本病由麻疹病毒感染所致。

〔診斷〕

本病多見於半歲以上的嬰兒，1～5歲發病率尤高，流行於冬春二季，但四季均會發生。初起高熱3天，以後遍身出現紅色疹點，因稍見隆起，撫之礙手。

〔治療〕

處方1 透疹湯擦洗面胸部

主治：小兒麻疹。

配方：生麻黃、桂枝各9克，浮萍、西河柳、櫻桃核、芫荽子各15克。

用法：上藥加水1500毫升，煎沸15分鐘，取汁倒入盆內，用毛巾蘸藥液擦洗患兒面部、胸部、背部和四肢部。每次30分鐘，每日1劑擦洗3～6次，3天為1個療程。

功效：發表透疹。

適應：麻疹隱隱、透發不快的麻疹患兒。

療效：據《赤腳醫生雜誌》報導，用此法治療15例，1個療程療效顯著。

處方2 芫荽發疹湯薰洗面部

主治：小兒麻疹。

配方：紫蘇葉、紫背浮萍各15克，芫荽9克，苧麻根60克。

用法：上藥加水2000毫升，煮沸15分鐘，加入黃酒60克，倒入盆內，趁熱先薰、後洗患者面部及四肢。每次 20 分鐘，每日 1 次，3 天為 1 療程。

功效：透發麻疹。

適應：麻疹將出未出，透出不暢的麻疹患兒。

療效：據報導，用藥 1～2 天可使麻疹透發而出，10 天左右麻疹消失。

十、小兒水痘

〔概述〕

水痘又名水疱，是由於水痘病毒引起的一種常見的小兒急性發疹性傳染病。本病流行於冬春季節，以 1～4 歲小兒最為多見，病後終生不再感染。

〔病機〕

本病由於感染水痘病毒所致。

〔診斷〕

發熱，皮膚疱疹，其形橢圓，其色晶瑩明亮，內無濃濁痘漿。此起彼落、同時併見為其特徵。脫痂後無瘢痕。

〔治療〕

處方 1 銀翹解毒湯擦洗全身

主治：小兒水痘。

配方：金銀花、連翹、蒲公英、野菊花、生苡仁、車前草各 20 克，赤芍、粉甘草各 10 克，土茯苓 30 克，黃柏 15 克。

用法：上藥加水 2000 毫升，煎沸 20 分鐘，取汁倒

入盆內，待溫後用藥液擦洗全身。每次15分鐘，每日1劑，洗3次，2～3日為1療程。

功效：清熱解毒，利濕斂瘡。

適應：水痘根盤色紅、晶瑩飽滿的患兒。

療效：據報導，用此法治療2～3日，15例全部痊癒，治癒率為100%。

處方2 銀翹除疹湯擦洗患處

主治：小兒水痘。

配方：銀花、連翹、車前子、地丁各30克。

用法：上藥加水1000毫升，煎沸20分鐘，取汁倒入盆內，用毛巾蘸藥液擦洗患處。每次20分鐘，每日1劑，洗2～3次，2～3日為1療程。

功效：清熱解毒，利濕除疹。

適應：水痘患兒。

療效：一般用藥1個療程可癒。

十一、小兒痄腮

〔概述〕

痄腮，西醫學稱為流行性腮腺炎，是一種腮腺炎病毒所引起的急性傳染病。多發於冬、春兩季，以5～9歲的小兒多見，患後一般可終生不再感染。

〔病機〕

本病由感染腮腺炎病毒所致。

〔診斷〕

發病急，一側或兩側腮腺腫痛。

〔治療〕

處方1 板藍根加味湯擦洗患處

主治：流行性腮腺炎。

配方：板藍根、銀花各15克，大青葉、蟬蛻、柴胡各10克。

用法：上藥加水1000毫升，煎沸15分鐘，取汁倒入盆內，沖淋患處或用毛巾蘸藥液擦洗患處。每次15分鐘，每日1劑洗2次，5天為1療程。

功效：疏風清熱，解毒消腫。

適應：腮腺腫痛患兒。

療效：一般用藥3～5日即可獲熱退、腫消、痛止的明顯療效。

處方2 元胡歸尾湯薰洗患處

主治：小兒痄腮。

配方：元胡、歸尾、薑黃、海桐皮、威靈仙、透骨草、川牛膝、乳香、沒藥、羌活、白芷、五加皮各10克。

用法：上藥加水1000毫升，煎沸15分鐘，取汁倒入盆內，趁熱先薰蒸，待溫後淋洗患處。每次30分鐘，每日1劑，薰洗2次，3～5日為1個療程。

功效：祛風除濕，活血通絡，止痛消腫。

適應：急性腮腺腫痛的患兒。

療效：據報導，一般用藥3～5日痊癒。

第七節　五官科疾病

一、瞼腺炎

〔概述〕

瞼腺位於眼瞼組織深部，開口於瞼緣處。當葡萄球菌經開口沿著排出管道上行而發生化膿性炎症時，則稱為瞼腺炎。中醫學稱之為「麥粒腫」。

〔病機〕

多為瞼腺感染葡萄球菌而致。

〔診斷〕

初起瞼部不適，繼覺疼痛。嚴重時有惡寒發熱等全身症狀。局限性腫塊初起觸之較硬，有明顯壓痛，且外觀皮膚或結膜充血。

〔治療〕

處方1 龍膽加味湯淋洗患眼

主治：瞼緣炎。

配方：龍膽草15克，防風、細辛、川芎、滑石各10克，甘草5克。

用法：上藥加水500毫升，煎沸15分鐘，取汁，待溫外洗患眼，每次洗10分鐘，每日1劑，洗2～3次，5日為1療程。

功效：祛風清熱，燥濕化瘀。

適應：瞼邊有水疱樣濕疹、痛癢時作、眼瞼紅赤、糜爛，甚則有黃白色痂塊的瞼緣炎患者。

療效：據報導，用本法治療瞼緣炎15例，均於4～5日內痊癒。

處方2 解毒消腫湯薰洗患眼

主治：瞼腺炎初起、未化膿者。

配方：野菊花、蒲公英、紫花地丁、腫節風各20克。

用法：上藥加水1000毫升，煎沸15分鐘，取汁倒入盆內，趁熱先薰後洗患眼。每次15分鐘，每日1劑，薰洗2～3次，2～3日為1療程。

功效：清熱解毒，消腫止痛。

適應：瞼邊發癢、繼之形成硬結、紅腫疼痛的瞼腺炎初起患者。

療效：據報導，用本方治療13例，用藥2日全部治癒。

二、淚囊炎

〔概述〕

淚囊炎是因沙眼、鼻竇炎、結核等原因引起鼻淚管阻塞、淚囊腔內繼以細菌感染所致的一種淚囊炎症的疾病。中醫學稱為「漏睛」。

〔病機〕

因淚管阻塞，淚囊腔內受細菌感染而致。

〔診斷〕

流淚，視物模糊，眼部燒灼感。用手指壓迫淚囊處，常有膿液或黏液由淚點流出。急性發作時淚囊區皮膚紅腫、疼痛，數日後化膿穿破，會遺留瘻管。

〔治療〕

處方 1 板藍根液沖洗患眼淚道

主治：淚囊炎。

配方：鮮板藍根 20 克。

用法：洗淨除去雜質，加水 500 毫升，煎沸 30 分鐘，取汁過濾，裝入無菌瓶內備用，可用 3 日。將藥液抽入注射器內 5 毫升，用 6 號無尖針頭，沖洗淚道。每日 1 次，7 日為 1 療程。

功效：清熱解毒，消腫止痛。

適應：淚囊部位紅腫灼痛或有膿液流出的淚囊炎患者。

療效：據報導，用此法治療淚囊炎 18 例，8 例顯效，9 例有效，1 例無效。

處方 2 五倍子湯沖洗患眼淚道

主治：淚囊炎。

配方：五倍子、五味子、膽礬各 6 克，精鹽 1. 5 克。

用法：將前 3 味藥加水 1000 毫升，煎沸 20 分鐘，取汁過濾，將精鹽下入藥液中，再煎沸片刻，裝入無菌瓶內備用，可用 3 日。用時，將藥抽入注射器沖洗淚道，每日沖 2～3 次。

功效：燥濕收斂。

適應：流淚、視物不清、眼部燒灼、紅痛或有膿液流出的淚囊炎患者。

療效：一般治療 3 日，可獲顯著的療效。

三、結膜炎

〔概述〕

本病是由細菌感染結膜所致的一種眼疾。多在春夏季發病，傳播迅速，發病急速。中醫學稱為「暴發火眼」。

〔病機〕

多由肺炎雙球菌、柯一魏氏桿菌等感染所致，可引起結膜充血、組織水腫、炎症細胞浸潤滲出，結膜囊有膿性或黏液膿性滲出分泌物。

〔診斷〕

輕者眼有異物感，瘙癢不適。重者眼瞼沉重、灼熱。兩者均為午後為重。繼而疼痛，有膿性黏液或膿性分泌物。

〔治療〕

處方 1 紅眼洗方薰洗患目

主治：急、慢性結膜炎。

配方：當歸、明礬各 6 克，菊花、芒硝、花椒各

10克，川大黃15克。

用法：上藥（芒硝除外）加水1500毫升，煮沸15分鐘，取汁倒入碗中，加入芒硝攪勻，用毛巾將碗圍之，患者睜目俯碗上，趁熱薰目、洗目。每次30分鐘，每日1劑，薰洗3次，3～5日為1療程。

功效：清熱散風，消腫止痛。

適應：白睛紅赤、流淚刺癢、羞明澀痛或刺痛有異物感的結膜炎患者。

療效：據報導，用本方治療急、慢性結膜炎120例，單眼75例，雙眼45例，痊癒132隻眼，有效29隻眼，無效4隻眼。

處方2 桑菊薰洗劑薰洗患眼

主治：急性結膜炎。

配方：桑葉30克，野菊花、銀花、霜桑葉各10克。

用法：上藥加水1000毫升，浸泡10分鐘，煎沸15分鐘，去渣取汁，倒入碗內，先用熱氣薰蒸患眼10分鐘，再反覆洗患眼5分鐘。每日1劑，薰洗3次，3～5日為1療程。

功效：疏風清熱。

適應：白睛突然紅赤、流淚刺癢、羞明澀痛的急性結膜炎患者。

療效：據報導，用本方治療急性結膜炎150例，單眼85例，雙眼65例，痊癒143隻眼，有效63隻眼，無效9隻眼。

四、病毒性角膜炎

〔概述〕

病毒性角膜炎是由病毒引起的角膜炎症，是最為常見而嚴重的角膜病。屬於中醫學「聚星障」「花翳白陷」等病症範疇。

〔病機〕

本病是單純疱疹病毒或帶狀疱疹病毒所引起的。前者多係原發感染後的復發；後者是眼部帶狀疱疹的主要症狀之一。兩者均多在機體抵抗力下降後發病。

〔診斷〕

1. 單純疱疹性角膜炎：起病前多有發熱病史。發病急，常有畏光、流淚、疼痛、異物感刺激症狀。視力下降。

2. 帶狀疱疹性角膜炎：發病急，在三叉神經眼支分佈區的皮膚上出現疱疹為其特點，多為單側性。患者常伴有神經痛、發熱、不適等全身症狀。角膜炎發生後可見眼痛、流淚、畏光、異物感等刺激症狀。

〔治療〕

處方1 秦皮湯薰洗患眼

主治：病毒性角膜炎。

配方：秦皮、金銀花、黃芩、板藍根、大青葉、紫草、竹葉、防風各10克。

用法：上藥加水 1000 毫升，煎沸 15 分鐘，取汁過濾，倒入盆內，趁熱薰蒸患眼，後再洗患眼。薰洗 30 分鐘，每日 1 劑，薰洗 2 次。

功效：清熱解毒，清肝明目。

適應：畏光、流淚、疼痛的角膜炎患者。

療效：一般治療 3～4 日可痊癒。

處方 2 決明子湯洗患眼

主治：角膜炎。

配方：決明子、蒲公英、銀花、生地黃、玄參、夏枯草、黃芩各 10 克，玄明粉、菊花各 8 克，黃連、甘草各 6 克。

用法：上藥（玄明粉除外）加水 1000 毫升，煎沸 25 分鐘，去渣取汁，倒入盆內，加入玄明粉攪勻，待涼後清洗患眼，每次 20 分鐘，每日 1 劑，洗 3～4 次。

功效：清肝明目。

適應：眼睛疼痛較甚、不時流淚、角膜混濁的角膜炎患者。

療效：據報導，此法的治癒率在 92.3%以上。

五、鞏膜炎

〔概述〕

本病是一種嚴重損傷視功能的鞏膜深部炎症。常雙眼發病，患者多為 40～60 歲女性。鞏膜炎可分為前鞏膜炎、後鞏膜炎和全鞏膜炎。前鞏膜炎又分為彌漫性、結節性和壞死性。屬於中醫學的「火症」「白睛青藍」等病症範疇。

〔病機〕

大多認為本病是結締組織疾病在眼部的表現，是與自身免疫病有關的結締組織的基質內發生的變態反應，也有由臨近組織的感染蔓延而來和不明原因者。

〔診斷〕

前鞏膜炎表現眼紅、眼痛，痛可向周圍放射，並伴有流淚和畏光等刺激症狀。後鞏膜炎眼痛可伴有眼瞼水腫，因球筋膜囊受侵會有眼球突出、眼球運動受限、球結膜水腫。

〔治療〕

處方1 生地龍膽湯薰洗患眼

主治：鞏膜炎。

配方：生地、龍膽草、紅花各6克。

用法：上藥加水600毫升，煎沸15分鐘，取汁倒入碗內，先趁熱薰蒸患眼，後再洗患眼。每次20分鐘，每日2次。

功效：清熱解毒，涼血化瘀。

適應：眼磣澀難睜、流淚畏明、疼痛較劇、入夜尤甚的鞏膜炎患者。

療效：據報導，用此法治療8例，3例在3日內痊癒，3例在5日內痊癒，2例病情較重者薰洗3日後明顯好轉。

六、沙 眼

〔概述〕

沙眼是一種胞瞼內發生顆粒的疾患，具有傳染性。中醫學稱為「椒瘡」「粟瘡」等。

〔病機〕

多因病變的結膜面有細胞浸潤，乳頭增生和濾泡形成而變粗糙，成為沙眼。

〔診斷〕

初起時可無症狀或有發癢、燒灼、乾燥、異物感和視力模糊等症狀。

〔治療〕

處方 1 木賊決明湯洗眼部

主治：沙眼。

配方：木賊草、石決明各 30 克，青葙子、桑葉、菊花各 15 克，桔梗 10 克，薄荷 6 克。

用法：將上藥加水 1000 毫升，煎煮 30 分鐘，取汁過濾，待溫後洗患眼。每次 20 分鐘，每日 1 劑，洗 2 次。

功效：清肝明目，散熱退赤。

適應：眼癢、燒灼、乾燥、異物感的沙眼患者。

療效：一般用此法治 3～5 日可獲痊癒。

處方 2 桑葉湯洗患眼

主治：沙眼。

配方：霜桑葉10克，元明粉5克。

用法：上藥加水250毫升，煎沸10分鐘，去渣澄清過濾，取汁備用，每日洗眼2次。

功效：清熱散風。

適應：浸潤進行期沙眼患者。

療效：據報導，用此方治療3～5日10例，6例痊癒，4例好轉。

七、急性鼻炎

〔概述〕

本病是病毒感染於人體，局限於鼻咽部的疾病。多稱「傷風」或普通感冒，類似中醫學的「傷風鼻塞」。

〔病機〕

多由病毒（鼻病毒、冠狀病毒等）感染，再繼發細菌（鏈球菌、肺炎雙球菌、葡萄球菌、流感桿菌）感染所致。

〔診斷〕

初期周身不適，疲乏，食慾不佳，體溫稍高或有畏寒，鼻內和鼻咽部有搔癢及乾燥感；中期鼻塞，流多量水樣涕，常伴咽疼、發熱、頭重而痛；末期鼻塞重，鼻涕為黏液膿性，並伴頭痛、咽痛或耳鳴等。

〔治療〕

處方 蔥白液滴鼻

主治：風寒型急性鼻炎。

配方：蔥白汁液 2～3 滴。

用法：將蔥白軋出汁，用汁液滴鼻，每次 2～3 滴，每日滴 3～4 次。

功效：殺菌辛溫。

適應：急性鼻炎初期患者。

療效：據報導，用此法 2～3 日可癒。

八、萎縮性鼻炎

〔概述〕

本病是以鼻乾燥、鼻黏膜、骨膜和骨部發生萎縮、嗅覺消失、鼻內有結痂為特點的一種發展緩慢的鼻科疾病。中醫學稱為「鼻槁」。

〔病機〕

多因營養不良、內分泌功能紊亂、免疫功能異常、植物神經失調和遺傳因素所致。

〔診斷〕

鼻內乾燥，鼻塞，嗅覺減退，頭痛，鼻分泌物呈塊狀結痂，有時有小量出血，呼氣惡臭。

〔治療〕

處方 叢蓉液滴鼻

主治：萎縮性鼻炎。

配方：叢蓉液 2～3 滴。

用法：將鮮叢蓉軋出汁，用汁液滴鼻，每次 2～3 滴，每日滴 3～4 次。

功效：潤燥、滑利。

適應：鼻內乾燥、鼻塞的萎縮性鼻炎。

九、鼻竇炎

〔概述〕

鼻竇黏膜與鼻黏膜互相連續，當竇口引流受阻、局部抵抗力降低、急性鼻炎未及時治療、炎症發展至鼻竇黏膜時，便產生化膿性病變，稱為急性鼻竇炎。本病屬於中醫學的「鼻窒」「鼻淵」等病症範疇。

〔病機〕

早期鼻竇內黏膜充血、腫脹，黏膜上皮纖毛活動遲緩，血管擴張，水腫，固有層有淋巴細胞和多形核白細胞浸潤。黏膜組織增生呈乳頭狀、瘜肉狀。若黏膜腺體開口為水腫組織阻塞，則會發生囊腫病變。最後因黏膜小動脈周圍結締組織增生、血液供應不足，以致黏膜發生萎縮變化。

〔診斷〕

鼻塞，鼻分泌物增多，頭痛，暫時性嗅覺減退等。

〔治療〕

處方 辛荑薰劑薰鼻

主治：急、慢性鼻竇炎。

配方：辛荑、黃芩、白芷、川芎、薄荷、金銀花各25克。

用法：將藥放入保溫瓶內，沖入開水，蓋上蓋5分

鐘，然後打開瓶蓋，瓶口周圍用手圍住，中間留出空隙，將鼻孔對準空隙處，薰蒸患鼻，每次10分鐘，每日2次，7日1個療程。

功效：疏風清熱，宣通鼻竅。

適應：鼻塞、流膿涕、頭痛、嗅覺減退等鼻竇炎患者。

療效：據報導，用此法治療23例，用藥4～10天後，顯效16例，有效7例。

十、急性扁桃體炎

〔概述〕

本病是腭扁桃體的急性非特異性炎症，常伴有一定程度的咽黏膜及其他咽淋巴組織的炎症，但以腭扁桃體的炎症為主。常於春秋兩季發病，且多發於10～30歲之間的青少年。本病屬於中醫「風熱乳蛾」等病症範疇。

〔病機〕

本病多為細菌（B型溶血性鏈球菌、葡萄球菌等）通過飛沫、食物而傳染。傳染通常呈散發性。

〔診斷〕

起病急，患者感全身不適，畏寒，發熱，甚至高熱，頭痛，背部及四肢酸痛，並常伴有便秘和食慾不振等。局部症狀以咽痛為主，吞咽或咳嗽時加重。

〔治療〕

處方 銀菊煎劑含漱

主治：急性扁桃體炎。

配方：銀花、菊花各 10 克，蒲公英 20 克。

用法：上藥加水 1000 毫升，煎沸 10 分鐘，去渣取汁，將藥汁含漱，每日 10～20 次。

功效：清熱解毒。

適應：咽痛、吞咽痛、咽部急性充血、扁桃體紅腫的患者。

療效：據報導，用此法治療 7 例，均獲痊癒。

十一、慢性化膿性中耳炎

〔概述〕

本病是中耳黏膜、黏膜下層或深至骨膜的慢性化膿性炎症。屬於中醫學「膿耳」的範疇。

〔病機〕

多由急性化膿性中耳炎未得適當治療、急性傳染病感染、上呼吸道的慢性病灶、慢性全身性疾病的影響、乳突氣化不良等因素引起。

〔診斷〕

間歇性耳流膿，多與上呼吸道感染同時發生。分泌物為黏膿性、不臭，聽力稍有減退。檢查可見鼓膜有中央性穿孔，鼓室黏膜呈粉紅色，無肉芽組織，有輕度傳音性耳聾。

〔治療〕

處方 芙蓉苦參湯薰洗患耳

主治：慢性化膿性中耳炎。

配方：芙蓉葉15克，苦參9克。

用法：上藥加水600毫升，煎沸15分鐘，去渣取汁，用棉簽蘸藥液洗耳腔。每日3～6次。10日為1療程。

功效：清熱、解毒、燥濕。

適應：耳部流膿、經年累膿、色黃稠的慢性化膿性中耳炎患者。

療效：據報導，用此法治療1～3個療程可痊癒。

十二、牙周病

〔概述〕

本病是牙周支持組織呈慢性進行性破壞的一種疾病。常由牙齦炎發展而來。好發於成年人。本病屬於中醫學「牙宣」「齒動」。

〔病機〕

其發病首先是異物對牙齦產生的機械性刺激，破壞了牙齦上皮的完整性，受細菌的感染致使牙齦發生炎性腫脹，與根面剝離，齦溝加深形成假性牙周袋。炎症沿著根面向根端方向發展、延伸，造成牙周纖維溶解，牙槽嵴吸收、破壞，牙骨質的形成中止，而產生牙周袋，成為牙周炎。

〔診斷〕

牙齦腫脹，牙周袋溢膿，牙齒鬆動或移位，咀嚼無力，隱隱作痛。當牙周炎急性發作時，牙齦組織紅腫、出血、灼痛。如牙周袋口被封閉、膿液引流不暢則發生牙周膿腫而出現脹痛或劇痛、口臭、發熱等。

〔治療〕

處方 黃芩竹葉湯含漱

主治：牙周病。

配方：黃芩、竹葉、白芷各15克。

用法：上藥加水1000毫升，煎沸10分鐘，取汁含漱，每天3～4次。

功效：瀉火、清熱、解毒、止血、止痛。

適應：出血、口臭而無膿的牙周病患者。

療效：據報導，用此法治療3例，均治癒。

第八節　美膚美容美髮

一、美膚

處方1 增白潤膚洗劑

配方：糯米、黃明膠、白及、白蘞、藁本、川芎、甘松各30克，大皂角250克，香白芷60克，白朮45克，沉香15克，川茯苓、白檀各45克，楮桃兒90克。

用法：糯米碾成粉，黃明膠炒成珠，大皂角火炮去皮，藁本、川芎去皮，甘松去土。上藥除糯米外，共為細末後，加入糯米粉，調勻密貯。用時取 30 克，加清水 1000 毫升，洗面。

功效：增白、悅顏、潤膚。對皮膚有潤澤保護及增白作用。

適應：皮膚粗糙者使用。

處方 2 香身護膚洗劑

配方：大豆 200 克，赤小豆 120 克，苜蓿、零陵香各 150 克，冬瓜仁 1.8 克，丁香 60 克，麝香 15 克，茅香 90 克，豬胰 5 具。

用法：先將前 8 味藥搗細為散，再與豬胰相合，搗勻貯瓶備用。每次用時取 30～90 克，加水 1000～3000 毫升，洗面或全身。

功效：香身護膚、潤燥膩膚。預防和治療皮膚乾燥、缺乏柔軟滑潤和面部黑斑。

適應：皮膚乾燥、粗糙者使用。

二、美容

處方 1 退斑榮顏洗劑

配方：綠豆 250 克，滑石、白芷、白附子各 6 克。

用法：上藥共研細末，每日取 10 克左右，加水 500 毫升。早晚洗面或患處。

功效：榮肌潤膚、祛風褪斑。

適應：雀斑患者使用。

處方 2 益顏澤面洗劑

配方：冬桑葉　不拘量。

用法：將冬桑葉煎濃汁，收貯於瓶。晨起將 30 毫升冬桑葉汁加入溫水中，洗面。

功效：祛風清熱，益顏澤面。

適應：雀斑患者使用。

處方 3 潤燥除斑洗劑

配方：桃花、杏花各 30 克。

用法：以清水 1500 克，浸泡上藥 7 日即成，洗劑，早晚洗面。

功效：通血脈，潤膚燥，消面部黑斑、黑氣。

適應：蝴蝶斑患者使用。

處方 4 化瘀消斑洗劑

配方：紫草 30 克，茜草、白芷、赤芍、蘇木、南紅花、次厚朴、絲瓜絡、木通各 15 克。

用法：上藥研成細末，加水 3000 毫升，煮沸 15～20 分鐘，待溫後洗面。

功效：行氣活血，化瘀消斑。

適應：蝴蝶斑患者使用。

處方 5 清疏潤膚洗劑

配方：洋甘菊、白芍各 10 克，薄荷 6 克，胡椒 5 克，水楊酸 2 克。

用法：上藥加水 1000 毫升，浸泡 15 分鐘後煎煮 15

分鐘，取汁倒入盆內，洗身。

功效：疏風清熱，活血潤膚。

適應：老年皮膚乾燥、冬季皮膚乾裂者使用。

處方 6 清熱美膚洗劑

配方：木賊、車前草、生大黃各 30 克，款冬花、蕁麻、石菖蒲、甘菊各 20 克。

用法：上藥加水 2000 毫升，煎沸 20 分鐘，取汁倒入盆中，先薰後洗全身。

功效：清熱、化濕、美膚消炎。

適應：油性皮膚保健美容使用。

處方 7 潤膚除皺洗劑

配方：桃花、荷花、芙蓉花各 100 克。

用法：春取桃花，夏取荷花，秋取芙蓉花，冬取雪水 3000 毫升，煎沸 30 分鐘，取汁裝瓶備用。每次取 50 毫升，加水 300 毫升，洗面。

功效：活血化瘀，潤膚去皺。

適應：老年皮鬆、起皺紋者。

三、美 髮

處方 1 生髮潤髮洗劑

配方：黨參 30 克，蘆薈 20 克，白芷 30 克，銀杏 20 克，首烏 20 克，甘油 10 克，75%乙醇 500 毫升，苯甲酸鈉 5 克。

用法：前 5 味藥共研細末，入甘油和乙醇浸泡 15

日，每日不斷振搖。15 日後加蒸餾水 2000 毫升，過濾去渣，加入苯甲酸鈉，瓶裝備用。每用 100 毫升，加入溫水中，浸洗頭髮 20～30 分鐘，每日 1 次，5 次為 1 療程。

功效：益氣養血、生髮潤髮。

適應：頭枯黃、稀落的患者。

處方 2 生髮烏髮洗劑

配方：仙靈脾 12 克，何首烏、菟絲子、補骨脂、仙茅各 15 克，雄黃、兒茶、甘油、山奈、紅花各 10 克，皂角 5 克。

用法：上藥加冷水 2000 毫升，浸泡後煮沸 30 分鐘，過濾去渣，趁熱先薰後洗頭部。每次 15 分鐘，每日 1～2 次，連洗 7 日為 1 療程。

功效：補益肝腎，生髮烏髮。

適應：肝腎虧虛、氣血不足之白頭、髮少者。

處方 3 潔髮護髮洗劑

配方：何首烏、防風各 10 克，川芎、白芷、藁本各 6 克，羌活、桑葉各 4. 5 克，甘菊、薄荷各 3 克。

用法：上藥加水 2000 毫升，煮沸 20 分鐘，取汁倒入盆內，洗髮。每次洗 15 分鐘，隔日 1 次。

功效：清熱祛風，潔髮護髮。

適應：護髮美髮，預防脫髮者使用。

主要參考文獻

1.《新編內科診療手冊》 金盾出版社
1987年3月第1版。

2.《實用醫療保健手冊》 四川科學技術出版社
1994年6月第1版。

3.《中藥大辭典》 上海科學技術出版社
1986年5月第1版。

4.《東北常用中草藥手冊》 遼寧省新華書店
1970年7月第2版。

5.《新編常用中藥手冊》 金盾出版社
1994年8月第1版。

6.《中藥學》 中國中醫藥出版社
1993年8月第1版。

7.《中醫內病外治方論大全》黑龍江人民出版社
1993年8月第1版。

8.《軟組織損傷外治法》 金盾出版社
1996年9月第1版。

9.《皮膚病實用方》 江蘇科學技術出版社
1993年9月第1版。

10.《皮膚病妙用中藥》 江蘇科學技術出版社
1997年7月第1版。

11.《中草藥驗方選編》 東人民出版社

1970年11月第1版。
12.《常見病證中醫傳統獨特療法》 金盾出版社
1996年6月第1版。

生活廣場系列

①366天誕生星
馬克・失崎治信／著　定價280元

②366天誕生花與誕生石
約翰路易・松岡／著　定價280元

③科學命相
淺野八郎／著　定價220元

④已知的他界科學
天外伺朗／著　定價220元

⑤開拓未來的他界科學
天外伺朗／著　定價220元

⑥世紀末變態心理犯罪檔案
冬門稔貳／著　定價240元

⑦366天開運年鑑
林廷宇／編著　定價230元

⑧色彩學與你
野村順一／著　定價230元

⑨科學手相
淺野八郎／著　定價230元

⑩你也能成為戀愛高手
柯富陽／編著　定價220元

⑪血型與12星座
許淑瑛／編著　定價230元

・法律專欄連載・電腦編號 58

台大法學院　法律學系／策劃
法律服務社／編著

1.	別讓您的權利睡著了 [1]		200 元
2.	別讓您的權利睡著了 [2]		200 元

・武術特輯・電腦編號 10

	書名	作者	定價
1.	陳式太極拳入門	馮志強編著	180 元
2.	武式太極拳	郝少如編著	200 元
3.	練功十八法入門	蕭京凌編著	120 元
4.	教門長拳	蕭京凌編著	150 元
5.	跆拳道	蕭京凌編譯	180 元
6.	正傳合氣道	程曉鈴譯	200 元
7.	圖解雙節棍	陳銘遠著	150 元
8.	格鬥空手道	鄭旭旭編著	200 元
9.	實用跆拳道	陳國榮編著	200 元
10.	武術初學指南	李文英、解守德編著	250 元
11.	泰國拳	陳國榮著	180 元
12.	中國式摔跤	黃　斌編著	180 元
13.	太極劍入門	李德印編著	180 元
14.	太極拳運動	運動司編	250 元
15.	太極拳譜	清・王宗岳等著	280 元
16.	散手初學	冷　峰編著	200 元
17.	南拳	朱瑞琪編著	180 元
18.	吳式太極劍	王培生著	200 元
19.	太極拳健身和技擊	王培生著	250 元
20.	秘傳武當八卦掌	狄兆龍著	250 元
21.	太極拳論譚	沈　壽著	250 元
22.	陳式太極拳技擊法	馬　虹著	250 元
23.	二十四式 三十二式 太極 拳 劍	闞桂香著	180 元
24.	楊式秘傳 129 式太極長拳	張楚全著	280 元
25.	楊式太極拳架詳解	林炳堯著	280 元

26. 華佗五禽劍	劉時榮著	180 元
27. 太極拳基礎講座:基本功與簡化 24 式	李德印著	250 元
28. 武式太極拳精華	薛乃印著	200 元
29. 陳式太極拳拳理闡微	馬　虹著	350 元
30. 陳式太極拳體用全書	馬　虹著	400 元
31. 張三豐太極拳	陳占奎著	200 元
32. 中國太極推手	張　山主編	300 元
33. 48 式太極拳入門	門惠豐編著	220 元

・原地太極拳系列・電腦編號 11

1. 原地綜合太極拳 24 式	胡啓賢創編	220 元
2. 原地活步太極拳 42 式	胡啓賢創編	200 元
3. 原地簡化太極拳 24 式	胡啓賢創編	200 元
4. 原地太極拳 12 式	胡啓賢創編	200 元

・道 學 文 化・電腦編號 12

1. 道在養生：道教長壽術	郝　勤等著	250 元
2. 龍虎丹道：道教內丹術	郝　勤著	300 元
3. 天上人間：道教神仙譜系	黃德海著	250 元
4. 步罡踏斗：道教祭禮儀典	張澤洪著	250 元
5. 道醫窺秘：道教醫學康復術	王慶餘等著	250 元
6. 勸善成仙：道教生命倫理	李　剛著	250 元
7. 洞天福地：道教宮觀勝境	沙銘壽著	250 元
8. 青詞碧簫：道教文學藝術	楊光文等著	250 元
9. 沈博絕麗：道教格言精粹	朱耕發等著	250 元

・秘傳占卜系列・電腦編號 14

1. 手相術	淺野八郎著	180 元
2. 人相術	淺野八郎著	180 元
3. 西洋占星術	淺野八郎著	180 元
4. 中國神奇占卜	淺野八郎著	150 元
5. 夢判斷	淺野八郎著	150 元
6. 前世、來世占卜	淺野八郎著	150 元
7. 法國式血型學	淺野八郎著	150 元
8. 靈感、符咒學	淺野八郎著	150 元
9. 紙牌占卜學	淺野八郎著	150 元
10. ESP 超能力占卜	淺野八郎著	150 元
11. 猶太數的秘術	淺野八郎著	150 元
12. 新心理測驗	淺野八郎著	160 元
13. 塔羅牌預言秘法	淺野八郎著	200 元

・趣味心理講座・電腦編號 15

1.	性格測驗　探索男與女	淺野八郎著	140 元
2.	性格測驗　透視人心奧秘	淺野八郎著	140 元
3.	性格測驗　發現陌生的自己	淺野八郎著	140 元
4.	性格測驗　發現你的真面目	淺野八郎著	140 元
5.	性格測驗　讓你們吃驚	淺野八郎著	140 元
6.	性格測驗　洞穿心理盲點	淺野八郎著	140 元
7.	性格測驗　探索對方心理	淺野八郎著	140 元
8.	性格測驗　由吃認識自己	淺野八郎著	160 元
9.	性格測驗　戀愛知多少	淺野八郎著	160 元
10.	性格測驗　由裝扮瞭解人心	淺野八郎著	160 元
11.	性格測驗　敲開內心玄機	淺野八郎著	140 元
12.	性格測驗　透視你的未來	淺野八郎著	160 元
13.	血型與你的一生	淺野八郎著	160 元
14.	趣味推理遊戲	淺野八郎著	160 元
15.	行爲語言解析	淺野八郎著	160 元

・婦 幼 天 地・電腦編號 16

1.	八萬人減肥成果	黃靜香譯	180 元
2.	三分鐘減肥體操	楊鴻儒譯	150 元
3.	窈窕淑女美髮秘訣	柯素娥譯	130 元
4.	使妳更迷人	成　玉譯	130 元
5.	女性的更年期	官舒姸編譯	160 元
6.	胎內育兒法	李玉瓊編譯	150 元
7.	早產兒袋鼠式護理	唐岱蘭譯	200 元
8.	初次懷孕與生產	婦幼天地編譯組	180 元
9.	初次育兒 12 個月	婦幼天地編譯組	180 元
10.	斷乳食與幼兒食	婦幼天地編譯組	180 元
11.	培養幼兒能力與性向	婦幼天地編譯組	180 元
12.	培養幼兒創造力的玩具與遊戲	婦幼天地編譯組	180 元
13.	幼兒的症狀與疾病	婦幼天地編譯組	180 元
14.	腿部苗條健美法	婦幼天地編譯組	180 元
15.	女性腰痛別忽視	婦幼天地編譯組	150 元
16.	舒展身心體操術	李玉瓊編譯	130 元
17.	三分鐘臉部體操	趙薇妮著	160 元
18.	生動的笑容表情術	趙薇妮著	160 元
19.	心曠神怡減肥法	川津祐介著	130 元
20.	內衣使妳更美麗	陳玄茹譯	130 元
21.	瑜伽美姿美容	黃靜香編著	180 元
22.	高雅女性裝扮學	陳珮玲譯	180 元
23.	蠶糞肌膚美顏法	梨秀子著	160 元

24. 認識妳的身體	李玉瓊譯	160 元
25. 產後恢復苗條體態	居理安・芙萊喬著	200 元
26. 正確護髮美容法	山崎伊久江著	180 元
27. 安琪拉美姿養生學	安琪拉蘭斯博瑞著	180 元
28. 女體性醫學剖析	增田豐著	220 元
29. 懷孕與生產剖析	岡部綾子著	180 元
30. 斷奶後的健康育兒	東城百合子著	220 元
31. 引出孩子幹勁的責罵藝術	多湖輝著	170 元
32. 培養孩子獨立的藝術	多湖輝著	170 元
33. 子宮肌瘤與卵巢囊腫	陳秀琳編著	180 元
34. 下半身減肥法	納他夏・史達賓著	180 元
35. 女性自然美容法	吳雅菁編著	180 元
36. 再也不發胖	池園悅太郎著	170 元
37. 生男生女控制術	中垣勝裕著	220 元
38. 使妳的肌膚更亮麗	楊　皓編著	170 元
39. 臉部輪廓變美	芝崎義夫著	180 元
40. 斑點、皺紋自己治療	高須克彌著	180 元
41. 面皰自己治療	伊藤雄康著	180 元
42. 隨心所欲瘦身冥想法	原久子著	180 元
43. 胎兒革命	鈴木丈織著	180 元
44. NS 磁氣平衡法塑造窈窕奇蹟	古屋和江著	180 元
45. 享瘦從腳開始	山田陽子著	180 元
46. 小改變瘦 4 公斤	宮本裕子著	180 元
47. 軟管減肥瘦身	高橋輝男著	180 元
48. 海藻精神秘美容法	劉名揚編著	180 元
49. 肌膚保養與脫毛	鈴木真理著	180 元
50. 10 天減肥 3 公斤	彤雲編輯組	180 元
51. 穿出自己的品味	西村玲子著	280 元
52. 小孩髮型設計	李芳黛譯	250 元

・青 春 天 地・電腦編號 17

1. A 血型與星座	柯素娥編譯	160 元
2. B 血型與星座	柯素娥編譯	160 元
3. O 血型與星座	柯素娥編譯	160 元
4. AB 血型與星座	柯素娥編譯	120 元
5. 青春期性教室	呂貴嵐編譯	130 元
7. 難解數學破題	宋釗宜編譯	130 元
9. 小論文寫作秘訣	林顯茂編譯	120 元
11.中學生野外遊戲	熊谷康編著	120 元
12.恐怖極短篇	柯素娥編譯	130 元
13.恐怖夜話	小毛驢編譯	130 元
14.恐怖幽默短篇	小毛驢編譯	120 元
15.黑色幽默短篇	小毛驢編譯	120 元

16.靈異怪談 小毛驢編譯 130元
17.錯覺遊戲 小毛驢編著 130元
18.整人遊戲 小毛驢編著 150元
19.有趣的超常識 柯素娥編譯 130元
20.哦！原來如此 林慶旺編譯 130元
21.趣味競賽 100 種 劉名揚編譯 120元
22.數學謎題入門 宋釗宜編譯 150元
23.數學謎題解析 宋釗宜編譯 150元
24.透視男女心理 林慶旺編譯 120元
25.少女情懷的自白 李桂蘭編譯 120元
26.由兄弟姊妹看命運 李玉瓊編譯 130元
27.趣味的科學魔術 林慶旺編譯 150元
28.趣味的心理實驗室 李燕玲編譯 150元
29.愛與性心理測驗 小毛驢編譯 130元
30.刑案推理解謎 小毛驢編譯 180元
31.偵探常識推理 小毛驢編譯 180元
32.偵探常識解謎 小毛驢編譯 130元
33.偵探推理遊戲 小毛驢編譯 180元
34.趣味的超魔術 廖玉山編著 150元
35.趣味的珍奇發明 柯素娥編著 150元
36.登山用具與技巧 陳瑞菊編著 150元
37.性的漫談 蘇燕謀編著 180元
38.無的漫談 蘇燕謀編著 180元
39.黑色漫談 蘇燕謀編著 180元
40.白色漫談 蘇燕謀編著 180元

・健 康 天 地・電腦編號 18

1. 壓力的預防與治療 柯素娥編譯 130元
2. 超科學氣的魔力 柯素娥編譯 130元
3. 尿療法治病的神奇 中尾良一著 130元
4. 鐵證如山的尿療法奇蹟 廖玉山譯 120元
5. 一日斷食健康法 葉慈容編譯 150元
6. 胃部強健法 陳炳崑譯 120元
7. 癌症早期檢查法 廖松濤譯 160元
8. 老人痴呆症防止法 柯素娥編譯 130元
9. 松葉汁健康飲料 陳麗芬編譯 130元
10. 揉肚臍健康法 永井秋夫著 150元
11. 過勞死、猝死的預防 卓秀貞編譯 130元
12. 高血壓治療與飲食 藤山順豐著 180元
13. 老人看護指南 柯素娥編譯 150元
14. 美容外科淺談 楊啓宏著 150元
15. 美容外科新境界 楊啓宏著 150元
16. 鹽是天然的醫生 西英司郎著 140元

17. 年輕十歲不是夢	梁瑞麟譯	200元
18. 茶料理治百病	桑野和民著	180元
19. 綠茶治病寶典	桑野和民著	150元
20. 杜仲茶養顏減肥法	西田博著	170元
21. 蜂膠驚人療效	瀨長良三郎著	180元
22. 蜂膠治百病	瀨長良三郎著	180元
23. 醫藥與生活	鄭炳全著	180元
24. 鈣長生寶典	落合敏著	180元
25. 大蒜長生寶典	木下繁太郎著	160元
26. 居家自我健康檢查	石川恭三著	160元
27. 永恆的健康人生	李秀鈴譯	200元
28. 大豆卵磷脂長生寶典	劉雪卿譯	150元
29. 芳香療法	梁艾琳譯	160元
30. 醋長生寶典	柯素娥譯	180元
31. 從星座透視健康	席拉・吉蒂斯著	180元
32. 愉悅自在保健學	野本二士夫著	160元
33. 裸睡健康法	丸山淳士等著	160元
34. 糖尿病預防與治療	藤田順豐著	180元
35. 維他命長生寶典	菅原明子著	180元
36. 維他命C新效果	鐘文訓編	150元
37. 手、腳病理按摩	堤芳朗著	160元
38. AIDS瞭解與預防	彼得塔歇爾著	180元
39. 甲殼質殼聚糖健康法	沈永嘉譯	160元
40. 神經痛預防與治療	木下真男著	160元
41. 室內身體鍛鍊法	陳炳崑編著	160元
42. 吃出健康藥膳	劉大器編著	180元
43. 自我指壓術	蘇燕謀編著	160元
44. 紅蘿蔔汁斷食療法	李玉瓊編著	150元
45. 洗心術健康秘法	竺翠萍編譯	170元
46. 枇杷葉健康療法	柯素娥編譯	180元
47. 抗衰血癒	楊啓宏著	180元
48. 與癌搏鬥記	逸見政孝著	180元
49. 冬蟲夏草長生寶典	高橋義博著	170元
50. 痔瘡・大腸疾病先端療法	宮島伸宜著	180元
51. 膠布治癒頑固慢性病	加瀨建造著	180元
52. 芝麻神奇健康法	小林貞作著	170元
53. 香煙能防止癡呆？	高田明和著	180元
54. 穀菜食治癌療法	佐藤成志著	180元
55. 貼藥健康法	松原英多著	180元
56. 克服癌症調和道呼吸法	帶津良一著	180元
57. B型肝炎預防與治療	野村喜重郎著	180元
58. 青春永駐養生導引術	早島正雄著	180元
59. 改變呼吸法創造健康	原久子著	180元
60. 荷爾蒙平衡養生秘訣	出村博著	180元

61. 水美肌健康法	井戶勝富著	170 元
62. 認識食物掌握健康	廖梅珠編著	170 元
63. 痛風劇痛消除法	鈴木吉彥著	180 元
64. 酸莖菌驚人療效	上田明彥著	180 元
65. 大豆卵磷脂治現代病	神津健一著	200 元
66. 時辰療法—危險時刻凌晨 4 時	呂建強等著	180 元
67. 自然治癒力提升法	帶津良一著	180 元
68. 巧妙的氣保健法	藤平墨子著	180 元
69. 治癒 C 型肝炎	熊田博光著	180 元
70. 肝臟病預防與治療	劉名揚編著	180 元
71. 腰痛平衡療法	荒井政信著	180 元
72. 根治多汗症、狐臭	稻葉益巳著	220 元
73. 40 歲以後的骨質疏鬆症	沈永嘉譯	180 元
74. 認識中藥	松下一成著	180 元
75. 認識氣的科學	佐佐木茂美著	180 元
76. 我戰勝了癌症	安田伸著	180 元
77. 斑點是身心的危險信號	中野進著	180 元
78. 艾波拉病毒大震撼	玉川重德著	180 元
79. 重新還我黑髮	桑名隆一郎著	180 元
80. 身體節律與健康	林博史著	180 元
81. 生薑治萬病	石原結實著	180 元
82. 靈芝治百病	陳瑞東著	180 元
83. 木炭驚人的威力	大槻彰著	200 元
84. 認識活性氧	井土貴司著	180 元
85. 深海鮫治百病	廖玉山編著	180 元
86. 神奇的蜂王乳	井上丹治著	180 元
87. 卡拉 OK 健腦法	東潔著	180 元
88. 卡拉 OK 健康法	福田伴男著	180 元
89. 醫藥與生活	鄭炳全著	200 元
90. 洋蔥治百病	宮尾興平著	180 元
91. 年輕 10 歲快步健康法	石塚忠雄著	180 元
92. 石榴的驚人神效	岡本順子著	180 元
93. 飲料健康法	白鳥早奈英著	180 元
94. 健康棒體操	劉名揚編譯	180 元
95. 催眠健康法	蕭京凌編著	180 元
96. 鬱金（美王）治百病	水野修一著	180 元
97. 醫藥與生活	鄭炳全著	200 元

・實用女性學講座・電腦編號 19

1. 解讀女性內心世界	島田一男著	150 元
2. 塑造成熟的女性	島田一男著	150 元
3. 女性整體裝扮學	黃靜香編著	180 元
4. 女性應對禮儀	黃靜香編著	180 元

5.	女性婚前必修	小野十傳著	200 元
6.	徹底瞭解女人	田口二州著	180 元
7.	拆穿女性謊言 88 招	島田一男著	200 元
8.	解讀女人心	島田一男著	200 元
9.	俘獲女性絕招	志賀貢著	200 元
10.	愛情的壓力解套	中村理英子著	200 元
11.	妳是人見人愛的女孩	廖松濤編著	200 元

・校園系列・電腦編號 20

1.	讀書集中術	多湖輝著	180 元
2.	應考的訣竅	多湖輝著	150 元
3.	輕鬆讀書贏得聯考	多湖輝著	150 元
4.	讀書記憶秘訣	多湖輝著	180 元
5.	視力恢復！超速讀術	江錦雲譯	180 元
6.	讀書 36 計	黃柏松編著	180 元
7.	驚人的速讀術	鐘文訓編著	170 元
8.	學生課業輔導良方	多湖輝著	180 元
9.	超速讀超記憶法	廖松濤編著	180 元
10.	速算解題技巧	宋釗宜編著	200 元
11.	看圖學英文	陳炳崑編著	200 元
12.	讓孩子最喜歡數學	沈永嘉譯	180 元
13.	催眠記憶術	林碧清譯	180 元
14.	催眠速讀術	林碧清譯	180 元
15.	數學式思考學習法	劉淑錦譯	200 元
16.	考試憑要領	劉孝暉著	180 元
17.	事半功倍讀書法	王毅希著	200 元
18.	超金榜題名術	陳蒼杰譯	200 元
19.	靈活記憶術	林耀慶編著	180 元

・實用心理學講座・電腦編號 21

1.	拆穿欺騙伎倆	多湖輝著	140 元
2.	創造好構想	多湖輝著	140 元
3.	面對面心理術	多湖輝著	160 元
4.	偽裝心理術	多湖輝著	140 元
5.	透視人性弱點	多湖輝著	140 元
6.	自我表現術	多湖輝著	180 元
7.	不可思議的人性心理	多湖輝著	180 元
8.	催眠術入門	多湖輝著	150 元
9.	責罵部屬的藝術	多湖輝著	150 元
10.	精神力	多湖輝著	150 元
11.	厚黑說服術	多湖輝著	150 元

12. 集中力	多湖輝著	150元
13. 構想力	多湖輝著	150元
14. 深層心理術	多湖輝著	160元
15. 深層語言術	多湖輝著	160元
16. 深層說服術	多湖輝著	180元
17. 掌握潛在心理	多湖輝著	160元
18. 洞悉心理陷阱	多湖輝著	180元
19. 解讀金錢心理	多湖輝著	180元
20. 拆穿語言圈套	多湖輝著	180元
21. 語言的內心玄機	多湖輝著	180元
22. 積極力	多湖輝著	180元

・超現實心理講座・電腦編號22

1. 超意識覺醒法	詹蔚芬編譯	130元
2. 護摩秘法與人生	劉名揚編譯	130元
3. 秘法！超級仙術入門	陸明譯	150元
4. 給地球人的訊息	柯素娥編著	150元
5. 密教的神通力	劉名揚編著	130元
6. 神秘奇妙的世界	平川陽一著	200元
7. 地球文明的超革命	吳秋嬌譯	200元
8. 力量石的秘密	吳秋嬌譯	180元
9. 超能力的靈異世界	馬小莉譯	200元
10. 逃離地球毀滅的命運	吳秋嬌譯	200元
11. 宇宙與地球終結之謎	南山宏著	200元
12. 驚世奇功揭秘	傅起鳳著	200元
13. 啓發身心潛力心象訓練法	栗田昌裕著	180元
14. 仙道術遁甲法	高藤聰一郎著	220元
15. 神通力的秘密	中岡俊哉著	180元
16. 仙人成仙術	高藤聰一郎著	200元
17. 仙道符咒氣功法	高藤聰一郎著	220元
18. 仙道風水術尋龍法	高藤聰一郎著	200元
19. 仙道奇蹟超幻像	高藤聰一郎著	200元
20. 仙道鍊金術房中法	高藤聰一郎著	200元
21. 奇蹟超醫療治癒難病	深野一幸著	220元
22. 揭開月球的神秘力量	超科學研究會	180元
23. 西藏密教奧義	高藤聰一郎著	250元
24. 改變你的夢術入門	高藤聰一郎著	250元
25. 21世紀拯救地球超技術	深野一幸著	250元

・養生保健・電腦編號23

1. 醫療養生氣功	黃孝寬著	250元

2. 中國氣功圖譜　余功保著　250 元
3. 少林醫療氣功精粹　井玉蘭著　250 元
4. 龍形實用氣功　吳大才等著　220 元
5. 魚戲增視強身氣功　宮　嬰著　220 元
6. 嚴新氣功　前新培金著　250 元
7. 道家玄牝氣功　張　章著　200 元
8. 仙家秘傳祛病功　李遠國著　160 元
9. 少林十大健身功　秦慶豐著　180 元
10. 中國自控氣功　張明武著　250 元
11. 醫療防癌氣功　黃孝寬著　250 元
12. 醫療強身氣功　黃孝寬著　250 元
13. 醫療點穴氣功　黃孝寬著　250 元
14. 中國八卦如意功　趙維漢著　180 元
15. 正宗馬禮堂養氣功　馬禮堂著　420 元
16. 秘傳道家筋經內丹功　王慶餘著　280 元
17. 三元開慧功　辛桂林著　250 元
18. 防癌治癌新氣功　郭　林著　180 元
19. 禪定與佛家氣功修煉　劉天君著　200 元
20. 顛倒之術　梅自強著　360 元
21. 簡明氣功辭典　吳家駿編　360 元
22. 八卦三合功　張全亮著　230 元
23. 朱砂掌健身養生功　楊永著　250 元
24. 抗老功　陳九鶴著　230 元
25. 意氣按穴排濁自療法　黃啓運編著　250 元
26. 陳式太極拳養生功　陳正雷著　200 元
27. 健身祛病小功法　王培生著　200 元
28. 張式太極混元功　張春銘著　250 元
29. 中國璇密功　羅琴編著　250 元
30. 中國少林禪密功　齊飛龍著　200 元
31. 郭林新氣功　郭林新氣功研究所　400 元

・社會人智囊・電腦編號 24

1. 糾紛談判術　清水增三著　160 元
2. 創造關鍵術　淺野八郎著　150 元
3. 觀人術　淺野八郎著　200 元
4. 應急詭辯術　廖英迪編著　160 元
5. 天才家學習術　木原武一著　160 元
6. 貓型狗式鑑人術　淺野八郎著　180 元
7. 逆轉運掌握術　淺野八郎著　180 元
8. 人際圓融術　澀谷昌三著　160 元
9. 解讀人心術　淺野八郎著　180 元
10. 與上司水乳交融術　秋元隆司著　180 元
11. 男女心態定律　小田晉著　180 元

12. 幽默說話術	林振輝編著	200 元
13. 人能信賴幾分	淺野八郎著	180 元
14. 我一定能成功	李玉瓊譯	180 元
15. 獻給青年的嘉言	陳蒼杰譯	180 元
16. 知人、知面、知其心	林振輝編著	180 元
17. 塑造堅強的個性	坂上肇著	180 元
18. 爲自己而活	佐藤綾子著	180 元
19. 未來十年與愉快生活有約	船井幸雄著	180 元
20. 超級銷售話術	杜秀卿譯	180 元
21. 感性培育術	黃靜香編著	180 元
22. 公司新鮮人的禮儀規範	蔡媛惠譯	180 元
23. 傑出職員鍛鍊術	佐佐木正著	180 元
24. 面談獲勝戰略	李芳黛譯	180 元
25. 金玉良言撼人心	森純大著	180 元
26. 男女幽默趣典	劉華亭編著	180 元
27. 機智說話術	劉華亭編著	180 元
28. 心理諮商室	柯素娥譯	180 元
29. 如何在公司崢嶸頭角	佐佐木正著	180 元
30. 機智應對術	李玉瓊編著	200 元
31. 克服低潮良方	坂野雄二著	180 元
32. 智慧型說話技巧	沈永嘉編著	180 元
33. 記憶力、集中力增進術	廖松濤編著	180 元
34. 女職員培育術	林慶旺編著	180 元
35. 自我介紹與社交禮儀	柯素娥編著	180 元
36. 積極生活創幸福	田中真澄著	180 元
37. 妙點子超構想	多湖輝著	180 元
38. 說 NO 的技巧	廖玉山編著	180 元
39. 一流說服力	李玉瓊編著	180 元
40. 般若心經成功哲學	陳鴻蘭編著	180 元
41. 訪問推銷術	黃靜香編著	180 元
42. 男性成功秘訣	陳蒼杰編著	180 元
43. 笑容、人際智商	宮川澄子著	180 元
44. 多湖輝的構想工作室	多湖輝著	200 元
45. 名人名語啓示錄	喬家楓著	180 元
46. 口才必勝術	黃柏松編著	220 元
47. 能言善道的說話術	章智冠編著	180 元
48. 改變人心成爲贏家	多湖輝著	200 元
49. 說服的ＩＱ	沈永嘉譯	200 元
50. 提升腦力超速讀術	齊藤英治著	200 元
51. 操控對手百戰百勝	多湖輝著	200 元
52. 面試成功戰略	柯素娥編著	200 元
53. 摸透男人心	劉華亭編著	180 元
54. 撼動人心優勢口才	龔伯牧編著	180 元
55. 如何使對方說 yes	程 羲編著	200 元

56. 小道理・美好人生　林政峰編著　180 元
57. 拿破崙智慧箴言　柯素娥編著　200 元

・精選系列・電腦編號 25

1. 毛澤東與鄧小平　渡邊利夫等著　280 元
2. 中國大崩裂　江戶介雄著　180 元
3. 台灣・亞洲奇蹟　上村幸治著　220 元
4. 7-ELEVEN 高盈收策略　國友隆一著　180 元
5. 台灣獨立（新・中國日本戰爭一）　森詠著　200 元
6. 迷失中國的末路　江戶雄介著　220 元
7. 2000 年 5 月全世界毀滅　紫藤甲子男著　180 元
8. 失去鄧小平的中國　小島朋之著　220 元
9. 世界史爭議性異人傳　桐生操著　200 元
10. 淨化心靈享人生　松濤弘道著　220 元
11. 人生心情診斷　賴藤和寬著　220 元
12. 中美大決戰　檜山良昭著　220 元
13. 黃昏帝國美國　莊雯琳譯　220 元
14. 兩岸衝突（新・中國日本戰爭二）　森詠著　220 元
15. 封鎖台灣（新・中國日本戰爭三）　森詠著　220 元
16. 中國分裂（新・中國日本戰爭四）　森詠著　220 元
17. 由女變男的我　虎井正衛著　200 元
18. 佛學的安心立命　松濤弘道著　220 元
19. 世界喪禮大觀　松濤弘道著　280 元
20. 中國內戰（新・中國日本戰爭五）　森詠著　220 元
21. 台灣內亂（新・中國日本戰爭六）　森詠著　220 元
22. 琉球戰爭①（新・中國日本戰爭七）　森詠著　220 元
23. 琉球戰爭②（新・中國日本戰爭八）　森詠著　220 元

・運動遊戲・電腦編號 26

1. 雙人運動　李玉瓊譯　160 元
2. 愉快的跳繩運動　廖玉山譯　180 元
3. 運動會項目精選　王佑京譯　150 元
4. 肋木運動　廖玉山譯　150 元
5. 測力運動　王佑宗譯　150 元
6. 游泳入門　唐桂萍編著　200 元
7. 帆板衝浪　王勝利譯　300 元

・休閒娛樂・電腦編號 27

1. 海水魚飼養法　田中智浩著　300 元
2. 金魚飼養法　曾雪玫譯　250 元

3.	熱門海水魚	毛利匡明著	480元
4.	愛犬的教養與訓練	池田好雄著	250元
5.	狗教養與疾病	杉浦哲著	220元
6.	小動物養育技巧	三上昇著	300元
7.	水草選擇、培育、消遣	安齊裕司著	300元
8.	四季釣魚法	釣朋會著	200元
9.	簡易釣魚入門	張果馨譯	200元
10.	防波堤釣入門	張果馨譯	220元
11.	透析愛犬習性	沈永嘉譯	200元
20.	園藝植物管理	船越亮二著	220元
21.	實用家庭菜園ＤＩＹ	孔翔儀著	200元
30.	汽車急救ＤＩＹ	陳瑞雄編著	200元
31.	巴士旅行遊戲	陳羲編著	180元
32.	測驗你的ＩＱ	蕭京凌編著	180元
33.	益智數字遊戲	廖玉山編著	180元
40.	撲克牌遊戲與贏牌秘訣	林振輝編著	180元
41.	撲克牌魔術、算命、遊戲	林振輝編著	180元
42.	撲克占卜入門	王家成編著	180元
50.	兩性幽默	幽默選集編輯組	180元
51.	異色幽默	幽默選集編輯組	180元

・銀髮族智慧學・電腦編號 28

1.	銀髮六十樂逍遙	多湖輝著	170元
2.	人生六十反年輕	多湖輝著	170元
3.	六十歲的決斷	多湖輝著	170元
4.	銀髮族健身指南	孫瑞台編著	250元
5.	退休後的夫妻健康生活	施聖茹譯	200元

・飲 食 保 健・電腦編號 29

1.	自己製作健康茶	大海淳著	220元
2.	好吃、具藥效茶料理	德永睦子著	220元
3.	改善慢性病健康藥草茶	吳秋嬌譯	200元
4.	藥酒與健康果菜汁	成玉編著	250元
5.	家庭保健養生湯	馬汴梁編著	220元
6.	降低膽固醇的飲食	早川和志著	200元
7.	女性癌症的飲食	女子營養大學	280元
8.	痛風者的飲食	女子營養大學	280元
9.	貧血者的飲食	女子營養大學	280元
10.	高脂血症者的飲食	女子營養大學	280元
11.	男性癌症的飲食	女子營養大學	280元
12.	過敏者的飲食	女子營養大學	280元

13. 心臟病的飲食	女子營養大學	280 元
14. 滋陰壯陽的飲食	王增著	220 元
15. 胃、十二指腸潰瘍的飲食	勝健一等著	280 元
16. 肥胖者的飲食	雨宮禎子等著	280 元
17. 癌症有效的飲食	河內卓等著	280 元
18. 糖尿病有效的飲食	山田信博等著	280 元

・家庭醫學保健・電腦編號 30

1. 女性醫學大全	雨森良彥著	380 元
2. 初為人父育兒寶典	小瀧周曹著	220 元
3. 性活力強健法	相建華著	220 元
4. 30 歲以上的懷孕與生產	李芳黛編著	220 元
5. 舒適的女性更年期	野末悅子著	200 元
6. 夫妻前戲的技巧	笠井寬司著	200 元
7. 病理足穴按摩	金慧明著	220 元
8. 爸爸的更年期	河野孝旺著	200 元
9. 橡皮帶健康法	山田晶著	180 元
10. 三十三天健美減肥	相建華等著	180 元
11. 男性健美入門	孫玉祿編著	180 元
12. 強化肝臟秘訣	主婦　友社編	200 元
13. 了解藥物副作用	張果馨譯	200 元
14. 女性醫學小百科	松山榮吉著	200 元
15. 左轉健康法	龜田修等著	200 元
16. 實用天然藥物	鄭炳全編著	260 元
17. 神秘無痛平衡療法	林宗駛著	180 元
18. 膝蓋健康法	張果馨譯	180 元
19. 針灸治百病	葛書翰著	250 元
20. 異位性皮膚炎治癒法	吳秋嬌譯	220 元
21. 禿髮白髮預防與治療	陳炳崑編著	180 元
22. 埃及皇宮菜健康法	飯森薰著	200 元
23. 肝臟病安心治療	上野幸久著	220 元
24. 耳穴治百病	陳抗美等著	250 元
25. 高效果指壓法	五十嵐康彥著	200 元
26. 瘦水、胖水	鈴木園子著	200 元
27. 手針新療法	朱振華著	200 元
28. 香港腳預防與治療	劉小惠譯	250 元
29. 智慧飲食吃出健康	柯富陽編著	200 元
30. 牙齒保健法	廖玉山編著	200 元
31. 恢復元氣養生食	張果馨譯	200 元
32. 特效推拿按摩術	李玉田著	200 元
33. 一週一次健康法	若狹真著	200 元
34. 家常科學膳食	大塚滋著	220 元
35. 夫妻們閱讀的男性不孕	原利夫著	220 元

36. 自我瘦身美容 馬野詠子著 200 元
37. 魔法姿勢益健康 五十嵐康彥著 200 元
38. 眼病錘療法 馬栩周著 200 元
39. 預防骨質疏鬆症 藤田拓男著 200 元
40. 骨質增生效驗方 李吉茂編著 250 元
41. 蕺菜健康法 小林正夫著 200 元
42. 赧於啓齒的男性煩惱 增田豐著 220 元
43. 簡易自我健康檢查 稻葉允著 250 元
44. 實用花草健康法 友田純子著 200 元
45. 神奇的手掌療法 日比野喬著 230 元
46. 家庭式三大穴道療法 刑部忠和著 200 元
47. 子宮癌、卵巢癌 岡島弘幸著 220 元
48. 糖尿病機能性食品 劉雪卿編著 220 元
49. 奇蹟活現經脈美容法 林振輝編譯 200 元
50. Super SEX 秋好憲一著 220 元
51. 了解避孕丸 林玉佩譯 200 元
52. 有趣的遺傳學 蕭京凌編著 200 元
53. 強身健腦手指運動 羅群等著 250 元
54. 小周天健康法 莊雯琳譯 200 元
55. 中西醫結合醫療 陳蒼杰譯 200 元
56. 沐浴健康法 楊鴻儒譯 200 元
57. 節食瘦身秘訣 張芷欣編著 200 元
58. 酵素健康法 楊皓譯 200 元
59. 一天 10 分鐘健康太極拳 劉小惠譯 250 元
60. 中老年人疲勞消除法 五味雅吉著 220 元
61. 與齲齒訣別 楊鴻儒譯 220 元
62. 禪宗自然養生法 費德漢編著 200 元
63. 女性切身醫學 編輯群編 200 元
64. 乳癌發現與治療 黃靜香編著 200 元
65. 做媽媽之前的孕婦日記 林慈姮編著 180 元
66. 從誕生到一歲的嬰兒日記 林慈姮編著 180 元
67. 6 個月輕鬆增高 江秀珍譯 200 元

・超經營新智慧・電腦編號 31

1. 躍動的國家越南 林雅倩譯 250 元
2. 甦醒的小龍菲律賓 林雅倩譯 220 元
3. 中國的危機與商機 中江要介著 250 元
4. 在印度的成功智慧 山內利男著 220 元
5. 7-ELEVEN 大革命 村上豐道著 200 元
6. 業務員成功秘方 呂育清編著 200 元
7. 在亞洲成功的智慧 鈴木讓二著 220 元
8. 圖解活用經營管理 山際有文著 220 元
9. 速效行銷學 江尻弘著 220 元

10. 猶太成功商法　周蓮芬編著　200元
11. 工廠管理新手法　黃柏松編著　220元
12. 成功隨時掌握在凡人手中　竹村健一著　220元
13. 服務・所以成功　中谷彰宏著　200元

・親子系列・電腦編號 32

1. 如何使孩子出人頭地　多湖輝著　200元
2. 心靈啓蒙教育　多湖輝著　280元
3. 如何使孩子數學滿分　林明嬋編著　180元
4. 終身受用的學習秘訣　李芳黛譯　200元
5. 數學疑問破解　陳蒼杰譯　200元

・雅致系列・電腦編號 33

1. 健康食譜春冬篇　丸元淑生著　200元
2. 健康食譜夏秋篇　丸元淑生著　200元
3. 純正家庭料理　陳建民等著　200元
4. 家庭四川菜　陳建民著　200元
5. 醫食同源健康美食　郭長聚著　200元
6. 家族健康食譜　東畑朝子著　200元

・美術系列・電腦編號 34

1. 可愛插畫集　鉛筆等著　220元
2. 人物插畫集　鉛筆等著　180元

・勞作系列・電腦編號 35

1. 活動玩具ＤＩＹ　李芳黛譯　230元
2. 組合玩具ＤＩＹ　李芳黛譯　230元
3. 花草遊戲ＤＩＹ　張果馨譯　250元

・元氣系列・電腦編號 36

1. 神奇大麥嫩葉「綠效末」　山田耕路著　200元
2. 高麗菜發酵精的功效　大澤俊彥著　200元

・心 靈 雅 集・電腦編號 00

1. 禪言佛語看人生　松濤弘道著　180元
2. 禪密教的奧秘　葉逯謙譯　120元

3. 觀音大法力 田口日勝著 120元
4. 觀音法力的大功德 田口日勝著 120元
5. 達摩禪106智慧 劉華亭編譯 220元
6. 有趣的佛教研究 葉逯謙編譯 170元
7. 夢的開運法 蕭京凌譯 180元
8. 禪學智慧 柯素娥編譯 130元
9. 女性佛教入門 許俐萍譯 110元
10. 佛像小百科 心靈雅集編譯組 130元
11. 佛教小百科趣談 心靈雅集編譯組 120元
12. 佛教小百科漫談 心靈雅集編譯組 150元
13. 佛教知識小百科 心靈雅集編譯組 150元
14. 佛學名言智慧 松濤弘道著 220元
15. 釋迦名言智慧 松濤弘道著 220元
16. 活人禪 平田精耕著 120元
17. 坐禪入門 柯素娥編譯 150元
18. 現代禪悟 柯素娥編譯 130元
19. 道元禪師語錄 心靈雅集編譯組 130元
20. 佛學經典指南 心靈雅集編譯組 130元
21. 何謂「生」阿含經 心靈雅集編譯組 150元
22. 一切皆空 般若心經 心靈雅集編譯組 180元
23. 超越迷惘 法句經 心靈雅集編譯組 130元
24. 開拓宇宙觀 華嚴經 心靈雅集編譯組 180元
25. 真實之道 法華經 心靈雅集編譯組 130元
26. 自由自在 涅槃經 心靈雅集編譯組 180元
27. 沈默的教示 維摩經 心靈雅集編譯組 150元
28. 開通心眼 佛語佛戒 心靈雅集編譯組 130元
29. 揭秘寶庫 密教經典 心靈雅集編譯組 180元
30. 坐禪與養生 廖松濤譯 110元
31. 釋尊十戒 柯素娥編譯 120元
32. 佛法與神通 劉欣如編著 120元
33. 悟（正法眼藏的世界） 柯素娥編譯 120元
34. 只管打坐 劉欣如編著 120元
35. 喬答摩・佛陀傳 劉欣如編著 120元
36. 唐玄奘留學記 劉欣如編著 120元
37. 佛教的人生觀 劉欣如編譯 110元
38. 無門關(上卷) 心靈雅集編譯組 150元
39. 無門關(下卷) 心靈雅集編譯組 150元
40. 業的思想 劉欣如編著 130元
41. 佛法難學嗎 劉欣如著 140元
42. 佛法實用嗎 劉欣如著 140元
43. 佛法殊勝嗎 劉欣如著 140元
44. 因果報應法則 李常傳編 180元
45. 佛教醫學的奧秘 劉欣如編著 150元
46. 紅塵絕唱 海 若著 130元

47. 佛教生活風情	洪丕謨、姜玉珍著	220 元
48. 行住坐臥有佛法	劉欣如著	160 元
49. 起心動念是佛法	劉欣如著	160 元
50. 四字禪語	曹洞宗青年會	200 元
51. 妙法蓮華經	劉欣如編著	160 元
52. 根本佛教與大乘佛教	葉作森編	180 元
53. 大乘佛經	定方晟著	180 元
54. 須彌山與極樂世界	定方晟著	180 元
55. 阿闍世的悟道	定方晟著	180 元
56. 金剛經的生活智慧	劉欣如著	180 元
57. 佛教與儒教	劉欣如編譯	180 元
58. 佛教史入門	劉欣如編譯	180 元
59. 印度佛教思想史	劉欣如編譯	200 元
60. 佛教與女性	劉欣如編譯	180 元
61. 禪與人生	洪丕謨主編	260 元
62. 領悟佛經的智慧	劉欣如著	200 元
63. 假相與實相	心靈雅集編	200 元
64. 耶穌與佛陀	劉欣如著	200 元

・經 營 管 理・電腦編號 01

◎ 創新經營管理六十六大計(精)	蔡弘文編	780 元
1. 如何獲取生意情報	蘇燕謀譯	110 元
2. 經濟常識問答	蘇燕謀譯	130 元
4. 台灣商戰風雲錄	陳中雄著	120 元
5. 推銷大王秘錄	原一平著	180 元
6. 新創意・賺大錢	王家成譯	90 元
10. 美國實業 24 小時	柯順隆譯	80 元
11. 撼動人心的推銷法	原一平著	150 元
12. 高竿經營法	蔡弘文編	120 元
13. 如何掌握顧客	柯順隆譯	150 元
17. 一流的管理	蔡弘文編	150 元
18. 外國人看中韓經濟	劉華亭譯	150 元
20. 突破商場人際學	林振輝編著	90 元
22. 如何使女人打開錢包	林振輝編著	100 元
24. 小公司經營策略	王嘉誠著	160 元
25. 成功的會議技巧	鐘文訓編譯	100 元
26. 新時代老闆學	黃柏松編著	100 元
27. 如何創造商場智囊團	林振輝編譯	150 元
28. 十分鐘推銷術	林振輝編譯	180 元
29. 五分鐘育才	黃柏松編譯	100 元
33. 自我經濟學	廖松濤編譯	100 元
34. 一流的經營	陶田生編著	120 元
35. 女性職員管理術	王昭國編譯	120 元

36. ＩＢＭ的人事管理　鐘文訓編譯　150元
37. 現代電腦常識　王昭國編譯　150元
38. 電腦管理的危機　鐘文訓編譯　120元
39. 如何發揮廣告效果　王昭國編譯　150元
40. 最新管理技巧　王昭國編譯　150元
41. 一流推銷術　廖松濤編譯　150元
42. 包裝與促銷技巧　王昭國編譯　130元
43. 企業王國指揮塔　松下幸之助著　120元
44. 企業精銳兵團　松下幸之助著　120元
45. 企業人事管理　松下幸之助著　100元
46. 華僑經商致富術　廖松濤編譯　130元
47. 豐田式銷售技巧　廖松濤編譯　180元
48. 如何掌握銷售技巧　王昭國編著　130元
50. 洞燭機先的經營　鐘文訓編譯　150元
52. 新世紀的服務業　鐘文訓編譯　100元
53. 成功的領導者　廖松濤編譯　120元
54. 女推銷員成功術　李玉瓊編譯　130元
55. ＩＢＭ人才培育術　鐘文訓編譯　100元
56. 企業人自我突破法　黃琪輝編著　150元
58. 財富開發術　蔡弘文編著　130元
59. 成功的店舖設計　鐘文訓編著　150元
61. 企管回春法　蔡弘文編著　130元
62. 小企業經營指南　鐘文訓編譯　100元
63. 商場致勝名言　鐘文訓編譯　150元
64. 迎接商業新時代　廖松濤編譯　100元
66. 新手股票投資入門　何朝乾編著　200元
67. 上揚股與下跌股　何朝乾編譯　180元
68. 股票速成學　何朝乾編譯　200元
69. 理財與股票投資策略　黃俊豪編著　180元
70. 黃金投資策略　黃俊豪編著　180元
71. 厚黑管理學　廖松濤編譯　180元
72. 股市致勝格言　呂梅莎編譯　180元
73. 透視西武集團　林谷燁編譯　150元
76. 巡迴行銷術　陳蒼杰譯　150元
77. 推銷的魔術　王嘉誠譯　120元
78. 60秒指導部屬　周蓮芬編譯　150元
79. 精銳女推銷員特訓　李玉瓊編譯　130元
80. 企劃、提案、報告圖表的技巧　鄭汶譯　180元
81. 海外不動產投資　許達守編譯　150元
82. 八百伴的世界策略　李玉瓊譯　150元
83. 服務業品質管理　吳宜芬譯　180元
84. 零庫存銷售　黃東謙編譯　150元
85. 三分鐘推銷管理　劉名揚編譯　150元
86. 推銷大王奮鬥史　原一平著　150元

87. 豐田汽車的生產管理 林谷燁編譯 200元

・成功寶庫・電腦編號02

1. 上班族交際術	江森滋著	100元
2. 拍馬屁訣竅	廖玉山編譯	110元
4. 聽話的藝術	歐陽輝編譯	110元
9. 求職轉業成功術	陳義編著	110元
10. 上班族禮儀	廖玉山編著	120元
11. 接近心理學	李玉瓊編著	100元
12. 創造自信的新人生	廖松濤編著	120元
15. 神奇瞬間瞑想法	廖松濤編譯	100元
16. 人生成功之鑰	楊意苓編著	150元
19. 給企業人的諍言	鐘文訓編著	120元
20. 企業家自律訓練法	陳義編譯	100元
21. 上班族妖怪學	廖松濤編著	100元
22. 猶太人縱橫世界的奇蹟	孟佑政編著	110元
25. 你是上班族中強者	嚴思圖編著	100元
30. 成功頓悟100則	蕭京凌編譯	130元
32. 知性幽默	李玉瓊編譯	130元
33. 熟記對方絕招	黃靜香編譯	100元
37. 察言觀色的技巧	劉華亭編著	180元
38. 一流領導力	施義彥編譯	120元
40. 30秒鐘推銷術	廖松濤編譯	150元
42. 尖端時代行銷策略	陳蒼杰編著	100元
43. 顧客管理學	廖松濤編著	100元
47. 上班族口才學	楊鴻儒譯	120元
48. 上班族新鮮人須知	程羲編著	120元
49. 如何左右逢源	程羲編著	130元
50. 語言的心理戰	多湖輝著	130元
55. 性惡企業管理學	陳蒼杰譯	130元
56. 自我啓發200招	楊鴻儒編著	150元
57. 做個傑出女職員	劉名揚編著	130元
58. 靈活的集團營運術	楊鴻儒編著	120元
60. 個案研究活用法	楊鴻儒編著	130元
61. 企業教育訓練遊戲	楊鴻儒編著	120元
62. 管理者的智慧	程義編譯	130元
63. 做個佼佼管理者	馬筱莉編譯	130元
67. 活用禪學於企業	柯素娥編譯	130元
69. 幽默詭辯術	廖玉山編譯	150元
71.自我培育・超越	蕭京凌編譯	150元
74. 時間即一切	沈永嘉編譯	130元
75. 自我脫胎換骨	柯素娥譯	150元
76. 贏在起跑點 人才培育鐵則	楊鴻儒編譯	150元

77. 做一枚活棋	李玉瓊編譯	130元
81. 瞬間攻破心防法	廖玉山編譯	120元
82. 改變一生的名言	李玉瓊編譯	130元
83. 性格性向創前程	楊鴻儒編譯	130元
84. 訪問行銷新竅門	廖玉山編譯	150元
85. 無所不達的推銷話術	李玉瓊編譯	150元

·處 世 智 慧· 電腦編號 03

1. 如何改變你自己	陸明編譯	120元
6. 靈感成功術	譚繼山編譯	80元
8. 扭轉一生的五分鐘	黃柏松編譯	100元
10. 現代人的詭計	林振輝譯	100元
14. 女性的智慧	譚繼山編譯	90元
16. 人生的體驗	陸明編譯	80元
18. 幽默吹牛術	金子登著	90元
24. 慧心良言	亦奇著	80元
25. 名家慧語	蔡逸鴻主編	90元
28. 如何發揮你的潛能	陸明編譯	90元
29. 女人身態語言學	李常傳譯	130元
30. 摸透女人心	張文志譯	90元
32. 給女人的悄悄話	妮倩編譯	90元
36. 成功的捷徑	鐘文訓譯	70元
37. 幽默逗笑術	林振輝著	120元
38. 活用血型讀書法	陳炳崑譯	80元
39. 心　燈	葉于模著	100元
41. 心·體·命運	蘇燕謀譯	70元
43. 宮本武藏五輪書金言錄	宮本武藏著	100元
47. 成熟的愛	林振輝譯	120元
48. 現代女性駕馭術	蔡德華著	90元
49. 禁忌遊戲	酒井潔著	90元
53. 如何達成願望	謝世輝著	90元
54. 創造奇蹟的「想念法」	謝世輝著	90元
55. 創造成功奇蹟	謝世輝著	90元
57. 幻想與成功	廖松濤譯	80元
58. 反派角色的啓示	廖松濤編譯	70元
59. 現代女性須知	劉華亭編著	75元
62. 如何突破內向	姜倩怡編譯	110元
64. 讀心術入門	王家成編譯	100元
65. 如何解除內心壓力	林美羽編著	110元
66. 取信於人的技巧	多湖輝著	110元
68. 自我能力的開拓	卓一凡編著	110元
70. 縱橫交涉術	嚴思圖編著	90元
71. 如何培養妳的魅力	劉文珊編著	90元

75. 個性膽怯者的成功術	廖松濤編譯	100元
76. 人性的光輝	文可式編著	90元
79. 培養靈敏頭腦秘訣	廖玉山編著	90元
80. 夜晚心理術	鄭秀美編譯	80元
81. 如何做個成熟的女性	李玉瓊編著	80元
82. 現代女性成功術	劉文珊編著	90元
83. 成功說話技巧	梁惠珠編譯	100元
84. 人生的真諦	鐘文訓編譯	100元
87. 指尖・頭腦體操	蕭京凌編譯	90元
88. 電話應對禮儀	蕭京凌編著	120元
89. 自我表現的威力	廖松濤編譯	100元
91. 男與女的哲思	程鐘梅編譯	110元
92. 靈思慧語	牧風著	110元
93. 心靈夜語	牧風著	100元
94. 激盪腦力訓練	廖松濤編譯	100元
95. 三分鐘頭腦活性法	廖玉山編譯	110元
96. 星期一的智慧	廖玉山編譯	100元
97. 溝通說服術	賴文琇編譯	100元

・健康與美容・電腦編號04

3. 媚酒傳(中國王朝秘酒)	陸明主編	120元
5. 中國回春健康術	蔡一藩著	100元
6. 奇蹟的斷食療法	蘇燕謀譯	130元
8. 健美食物法	陳炳崑譯	120元
9. 驚異的漢方療法	唐龍編著	90元
10. 不老強精食	唐龍編著	100元
12. 五分鐘跳繩健身法	蘇明達譯	100元
13. 睡眠健康法	王家成譯	80元
14. 你就是名醫	張芳明譯	90元
19. 釋迦長壽健康法	譚繼山譯	90元
20. 腳部按摩健康法	譚繼山譯	120元
21. 自律健康法	蘇明達譯	90元
23. 身心保健座右銘	張仁福著	160元
24. 腦中風家庭看護與運動治療	林振輝譯	100元
25. 秘傳醫學人相術	成玉主編	120元
26. 導引術入門(1)治療慢性病	成玉主編	110元
27. 導引術入門(2)健康・美容	成玉主編	110元
28. 導引術入門(3)身心健康法	成玉主編	110元
29. 妙用靈藥・蘆薈	李常傳譯	150元
30. 萬病回春百科	吳通華著	150元
31. 初次懷孕的10個月	成玉編譯	150元
32. 中國秘傳氣功治百病	陳炳崑編譯	130元
35. 仙人長生不老學	陸明編譯	100元

36. 釋迦秘傳米粒刺激法	鐘文訓譯	120 元
37. 痔・治療與預防	陸明編譯	130 元
38. 自我防身絕技	陳炳崑編譯	120 元
39. 運動不足時疲勞消除法	廖松濤譯	110 元
40. 三溫暖健康法	鐘文訓編譯	90 元
43. 維他命與健康	鐘文訓譯	150 元
45. 森林浴一綠的健康法	劉華亭編譯	80 元
47. 導引術入門(4)酒浴健康法	成玉主編	90 元
48. 導引術入門(5)不老回春法	成玉主編	90 元
49. 山白竹（劍竹）健康法	鐘文訓譯	90 元
50. 解救你的心臟	鐘文訓編譯	100 元
52. 超人氣功法	陸明編譯	110 元
54. 借力的奇蹟(1)	力拔山著	100 元
55. 借力的奇蹟(2)	力拔山著	100 元
56. 五分鐘小睡健康法	呂添發撰	120 元
59. 艾草健康法	張汝明編譯	90 元
60. 一分鐘健康診斷	蕭京凌編譯	90 元
61. 念術入門	黃靜香編譯	90 元
62. 念術健康法	黃靜香編譯	90 元
63. 健身回春法	梁惠珠編譯	100 元
64. 姿勢養生法	黃秀娟編譯	90 元
65. 仙人瞑想法	鐘文訓譯	120 元
66. 人蔘的神效	林慶旺譯	100 元
67. 奇穴治百病	吳通華著	120 元
68. 中國傳統健康法	靳海東著	100 元
71. 酵素健康法	楊皓編譯	120 元
73. 腰痛預防與治療	五味雅吉著	130 元
74. 如何預防心臟病・腦中風	譚定長等著	100 元
75. 少女的生理秘密	蕭京凌譯	120 元
76. 頭部按摩與針灸	楊鴻儒譯	100 元
77. 雙極療術入門	林聖道著	100 元
78. 氣功自療法	梁景蓮著	120 元
79. 大蒜健康法	李玉瓊編譯	120 元
81. 健胸美容秘訣	黃靜香譯	120 元
82. 鍺奇蹟療效	林宏儒譯	120 元
83. 三分鐘健身運動	廖玉山譯	120 元
84. 尿療法的奇蹟	廖玉山譯	120 元
85. 神奇的聚積療法	廖玉山譯	120 元
86. 預防運動傷害伸展體操	楊鴻儒編譯	120 元
88. 五日就能改變你	柯素娥譯	110 元
89. 三分鐘氣功健康法	陳美華譯	120 元
91. 道家氣功術	早島正雄著	130 元
92. 氣功減肥術	早島正雄著	120 元
93. 超能力氣功法	柯素娥譯	130 元

94. 氣的瞑想法	早島正雄著	120 元

・家　庭／生　活・電腦編號 05

1. 單身女郎生活經驗談	廖玉山編著	100 元
2. 血型・人際關係	黃靜編著	120 元
3. 血型・妻子	黃靜編著	110 元
4. 血型・丈夫	廖玉山編譯	130 元
5. 血型・升學考試	沈永嘉編譯	120 元
6. 血型・臉型・愛情	鐘文訓編譯	120 元
7. 現代社交須知	廖松濤編譯	100 元
8. 簡易家庭按摩	鐘文訓編譯	150 元
9. 圖解家庭看護	廖玉山編譯	120 元
10. 生男育女隨心所欲	岡正基編著	180 元
11. 家庭急救治療法	鐘文訓編著	100 元
12. 新孕婦體操	林曉鐘譯	120 元
13. 從食物改變個性	廖玉山編譯	100 元
14. 藥草的自然療法	東城百合子著	200 元
15. 糙米菜食與健康料理	東城百合子著	180 元
16. 現代人的婚姻危機	黃靜編著	90 元
17. 親子遊戲　0 歲	林慶旺編譯	100 元
18. 親子遊戲　1～2 歲	林慶旺編譯	110 元
19. 親子遊戲　3 歲	林慶旺編譯	100 元
20. 女性醫學新知	林曉鐘編譯	180 元
21. 媽媽與嬰兒	張汝明編譯	180 元
22. 生活智慧百科	黃靜編譯	100 元
23. 手相・健康・你	林曉鐘編譯	120 元
24. 菜食與健康	張汝明編譯	110 元
25. 家庭素食料理	陳東達著	140 元
26. 性能力活用秘法	米開・尼里著	150 元
27. 兩性之間	林慶旺編譯	120 元
28. 性感經穴健康法	蕭京凌編譯	150 元
29. 幼兒推拿健康法	蕭京凌編譯	100 元
30. 談中國料理	丁秀山編著	100 元
31. 舌技入門	增田豐著	160 元
32. 預防癌症的飲食法	黃靜香編譯	150 元
33. 性與健康寶典	黃靜香編譯	180 元
34. 正確避孕法	蕭京凌編譯	180 元
35. 吃的更漂亮美容食譜	楊萬里著	120 元
36. 圖解交際舞速成	鐘文訓編譯	150 元
37. 觀相導引術	沈永嘉譯	130 元
38. 初爲人母 12 個月	陳義譯	200 元
39. 圖解麻將入門	顧安行編譯	180 元
40. 麻將必勝秘訣	石利夫編譯	180 元

41. 女性一生與漢方	蕭京凌編譯	100 元
42. 家電的使用與修護	鐘文訓編譯	160 元
43. 錯誤的家庭醫療法	鐘文訓編譯	100 元
44. 簡易防身術	陳慧珍編譯	150 元
45. 茶健康法	鐘文訓編譯	130 元
46. 雞尾酒大全	劉雪卿譯	180 元
47. 生活的藝術	沈永嘉編著	120 元
48. 雜草雜果健康法	沈永嘉編著	120 元
49. 如何選擇理想妻子	荒谷慈著	110 元
50. 如何選擇理想丈夫	荒谷慈著	110 元
51. 中國食與性的智慧	根本光人著	150 元
52. 開運法話	陳宏男譯	100 元
53. 禪語經典＜上＞	平田精耕著	150 元
54. 禪語經典＜下＞	平田精耕著	150 元
55. 手掌按摩健康法	鐘文訓譯	180 元
56. 腳底按摩健康法	鐘文訓譯	180 元
57. 仙道運氣健身法	李玉瓊譯	150 元
58. 健心、健體呼吸法	蕭京凌譯	120 元
59. 自彊術入門	蕭京凌譯	120 元
60. 指技入門	增田豐著	160 元
61. 下半身鍛鍊法	增田豐著	180 元
62. 表象式學舞法	黃靜香編譯	180 元
63. 圖解家庭瑜伽	鐘文訓譯	130 元
64. 食物治療寶典	黃靜香編譯	130 元
65. 智障兒保育入門	楊鴻儒譯	130 元
66. 自閉兒童指導入門	楊鴻儒譯	180 元
67. 乳癌發現與治療	黃靜香譯	130 元
68. 盆栽培養與欣賞	廖啓新編譯	180 元
69. 世界手語入門	蕭京凌編譯	180 元
70. 賽馬必勝法	李錦雀編譯	200 元
71. 中藥健康粥	蕭京凌編譯	120 元
72. 健康食品指南	劉文珊編譯	130 元
73. 健康長壽飲食法	鐘文訓編譯	150 元
74. 夜生活規則	增田豐著	160 元
75. 自製家庭食品	鐘文訓編譯	200 元
76. 仙道帝王招財術	廖玉山譯	130 元
77. 「氣」的蓄財術	劉名揚譯	130 元
78. 佛教健康法入門	劉名揚譯	130 元
79. 男女健康醫學	郭汝蘭譯	150 元
80. 成功的果樹培育法	張煌編譯	130 元
82.氣與中國飲食法	柯素娥編譯	130 元
83.世界生活趣譚	林其英著	160 元
84.胎教二八〇天	鄭淑美譯	220 元
85.酒自己動手釀	柯素娥編著	160 元

國家圖書館出版品預行編目資料

神奇薰洗療法／安在峰編著
——初版，——臺北市，品冠文化，2001〔民 90〕
面；21 公分，——（傳統民俗療法；6）
ISBN 957-468-057-6 （平裝）
1. 民俗醫藥 2.中國醫藥
418.99　　89019507

神奇薰洗療法　ISBN 957-468-057-6

編著者／安　在　峰
發行人／蔡　孟　甫
出版者／品冠文化出版社
社　址／台北市北投區（石牌）致遠一路 2 段 12 巷 1 號
電　話／（02）28233123・28236031・28236033
傳　眞／（02）28272069
郵政劃撥／19346241
E－mail ／ dah-jaan @ms 9.tisnet.net.tw
登記證／北市建一字第 227242 號
承印者／國順文具印刷行
裝　訂／嶸興裝訂有限公司
排版者／弘益電腦排版有限公司
初版 1 刷／2001 年（民 90 年）2 月

定　價／200 元

品嘗好書 冠群可期 品嘗好書 冠群可期 品嘗好書 冠
嘗好書 冠群可期 品嘗好書 冠群可期 品嘗好書 冠群
品嘗好書 冠群可期 品嘗好書 冠群可期 品嘗好書 冠
嘗好書 冠群可期 品嘗好書 冠群可期 品嘗好書 冠群
品嘗好書 冠群可期 品嘗好書 冠群可期 品嘗好書 冠
嘗好書 冠群可期 品嘗好書 冠群可期 品嘗好書 冠群
品嘗好書 冠群可期 品嘗好書 冠群可期 品嘗好書 冠
嘗好書 冠群可期 品嘗好書 冠群可期 品嘗好書 冠群
品嘗好書 冠群可期 品嘗好書 冠群可期 品嘗好書 冠
嘗好書 冠群可期 品嘗好書 冠群可期 品嘗好書 冠群
品嘗好書 冠群可期 品嘗好書 冠群可期 品嘗好書 冠
嘗好書 冠群可期 品嘗好書 冠群可期 品嘗好書 冠群
品嘗好書 冠群可期 品嘗好書 冠群可期 品嘗好書 冠
嘗好書 冠群可期 品嘗好書 冠群可期 品嘗好書 冠群
品嘗好書 冠群可期 品嘗好書 冠群可期 品嘗好書 冠
嘗好書 冠群可期 品嘗好書 冠群可期 品嘗好書 冠群
品嘗好書 冠群可期 品嘗好書 冠群可期 品嘗好書 冠
嘗好書 冠群可期 品嘗好書 冠群可期 品嘗好書 冠群
品嘗好書 冠群可期 品嘗好書 冠群可期 品嘗好書 冠
嘗好書 冠群可期 品嘗好書 冠群可期 品嘗好書 冠群
品嘗好書 冠群可期 品嘗好書 冠群可期 品嘗好書 冠
嘗好書 冠群可期 品嘗好書 冠群可期 品嘗好書 冠群
品嘗好書 冠群可期 品嘗好書 冠群可期 品嘗好書 冠
嘗好書 冠群可期 品嘗好書 冠群可期 品嘗好書 冠群